日々の薬膳

いつもの献立を中医学でチェック

辰巳 洋　鷲見 美智子

源草社

はじめに ― 普段の食事に薬膳の考え方を

　私たちは「医食同源」という言葉をよく耳にします。健康を保ち、病気を予防するためには、いかに食事が大切かを説いた中国古来の考え方です。私はこの考え方に基づいた「薬膳」を学ぶ機会があり、中医学に触れることができました。

　ふつう私たちは現代栄養学に基づいて、性別・年齢・活動量などを考えて日々の献立を決めています。私自身もかつてはそうでした。しかし、普段の食事に薬膳の考え方を取り入れたならば、より一層私たちの健康に役立つものになるのではないかと考えるようになりました。そうしてできたのがこの本です。

　この本は、薬膳料理を特別に作るためのものではなく、私たちが日ごろ当たり前に食べている料理に、中医学理論に基づいた薬膳の考え方を加えることに重点を置きました。ですから、誰でも簡単に薬膳の世界に触れることができます。この本を手にしてくださった方やそのご家族の健康に少しでも役立つことができれば大変うれしく思います。

　レシピ部分は私が担当し、「薬膳の視点」については、辰巳洋（劉海洋）先生に執筆をお願いしました。辰巳先生は、20年以上前に本草薬膳学院を創設し、学院長として日本における薬膳の普及に貢献されています。

　このたび、このような形で辰巳先生と共著の本を出版できることは、私にとって大きな喜びです。出版を快く引き受けてくださった源草社の吉田幹治社長に心から感謝申し上げます。

2024年7月　　鷲見美智子

※レシピ中の栄養表示については、毎日の食事で特に意識していただきたいものを記載しました。

はじめに ― 中医薬膳学を身近なものに

古人は、「安身之本必資于食」（食は生命を維持し、健康を保つ源となる）と教えています。健康を維持するためには、食に頼らなければなりません。食べ物や食事は私たちの身体を滋養し、成長させて、元気に生活しながら生きていけるようにしてくれます。

自然界の数え切れない植物や動物などが私たちに食材として与えられています。一つひとつの食材にはどのような味、性質、効能があって、食べると身体にどのような変化が現れるのか、明代の李時珍（1518-1593年）が『本草綱目』(1596)という本に著しました。1892種類の植物や動物・魚介・鉱物などについて、先人達の知恵を記録し、伝えています。

また、日本の江戸時代の学者、人見必大（1642頃-1701年）は、李時珍の影響を受け、『本朝食鑑』(1697年刊)を著しました。『本朝食鑑』は、『本草綱目』の内容に、人見必大の30年以上にわたる研究成果や経験を加え、日本人の食生活によく使われている食材の性味や効能などについて詳しく解説しています。この本は「食物本草学の百科事典」とも言われています。

『日々の薬膳』では、これらの本に書かれていることをご紹介しています。読者のみなさんが楽しんで読んでくだされば幸いです。

薬膳は中医学の理論に基づく学問です。大昔に食の経験から薬を見つけ、厨房から薬の加工法が生まれました。また、煎じ薬も湯（スープ）の作り方から発展して、治療に用いられています。このように、中医学は台所から生まれた医学だと言われています。食と薬、食と医療は深く繋がって、私たちの健康維持に役立っています。

共著者の鷲見美智子先生とは20年以上前に知り合いました。大学の食物栄養コースの教授として、和洋中料理のすべてにおいて堪能な先生です。学生に薬膳を教えるために、自ら中医営養薬膳学の学習を始められたときに先生と出会いました。それ以来ずっと一緒に薬膳の道を歩んできています。

　この鷲見先生との共著は、今までの私の著書とは全く異なります。「薬膳のための薬膳料理」を紹介するのではなく、よくある日常の料理レシピの中から、薬膳の知恵を探し出すというものです。これは鷲見先生のアイデアです。

　鷲見先生が一般的なレシピを提供してくださり、それらについて私が薬膳の視点から検討を加えました。そのままで薬膳と言えるものもあり、少し工夫すれば薬膳になるものもあります。「レベルが高く難しい」と思われている中医営養薬膳学が身近なものになり、誰でも触れることができるように工夫しました。

　この本が読者の皆様の健康に少しでも役立つことができれば大変うれしく思います。

　大先輩である鷲見美智子先生と一緒にこの本を出版できることは、私にとってこの上ない喜びです。

　源草社の吉田幹治社長には、出版を快く引き受けていただき、心から感謝申し上げます。

2024年7月　　辰巳 洋

― 目 次 ―

はじめに ……………………… 3

第1部 薬膳の基本

薬膳とは ……………………………………………… 12
食物の性質を知る──体を冷やすか温めるか ……… 12
食物の「味」によって働きが異なる ………………… 13
「臓腑」と食物の関係 ………………………………… 14
体質に合わせた食物を選ぶ ………………………… 16

第2部 日々の薬膳

第1章　米の料理 …………………… 21

白飯 ………………………… 24
玄米ご飯 …………………… 25
白粥 (全粥) ………………… 25
五目炊き込みご飯 ………… 26
三色どんぶり ……………… 28
わかめ寿司 ………………… 29
筍ご飯 ……………………… 30

卵チャーハン……………… 31
焼きビーフン……………… 32
チーズのリゾット………… 34
ハムのドリア …………… 35
ポークカレーライス ……… 36
ハヤシライス (ハッシュドビーフ) … 38

第2章　小麦の料理 ………………… 41

きつねうどん …………43
トマトソースのスパゲティ …44
浅蜊のパスタ …………44
ボローニャ風ミートソースのマカロニ
　　………………45

三色ニョッキの生クリーム和え
　　………………47
サンドイッチ …………48
ピッツァ・マルゲリータ …49

第3章　卵の料理 ………………… 51

基本の卵料理6種…………53
　1. 茹で卵
　2. 目玉焼き
　3. スクランブルエッグ
　4. プレーンオムレツ

　5. だし巻き卵（厚焼き卵）
　6. 錦糸卵（薄焼き卵）
茶碗蒸し …………………55
むら雲汁（かき玉汁）………56

第4章　豆と豆腐の料理 ……………… 57

茹で大豆 ………………60
五目豆 …………………60
さやえんどうの青煮 ………62
うずら豆の煮物 …………62
豆腐とわかめの味噌汁 ………63

揚げ出し豆腐 …………64
豆腐のなめこあんかけ ………65
豆腐入り肉団子の煮込み ……66
麻婆豆腐 ………………67
炒り豆腐 ………………69

第5章　鶏肉の料理 ……………… 71

炒り鶏（筑前煮）…………73
鶏手羽先と大豆の煮込み ……74
鶏そぼろ入りコーンスープ ……75
鶏肉とカシューナッツの甘酢炒め
　　………………76

レバー韮炒め …………77
鶏の悪魔焼き …………78
チキンフリカッセ …………79

第6章　豚肉の料理 ……………………… 81

豚肉の鍋照り焼き ……… 83
豚肉のポットロースト ……… 83
豚肉のキャベツ煮 ……… 84
沢煮椀 ……… 85

豚汁 ……… 86
シュウマイ2種 ……… 88
水餃子 ……… 89

第7章　牛肉の料理 ……………………… 91

肉じゃが ……… 93
牛肉とピーマンの炒め物 …… 94
ハンバーグステーキ ……… 95

ビーフシチュー ……… 96
牛肉のマスタードソース …… 98
ミラノ風カツレツ ……… 99

第8章　魚介の料理 ……………………… 101

浅蜊(蜆)の味噌汁 ……… 104
鯵の塩焼き ……… 105
鯵の南蛮漬け ……… 106
鰹のたたき ……… 107
鯖の味噌煮 ……… 108

鰯のつみれ汁 ……… 109
鰯のハンバーグ ……… 110
鮭の幽庵焼き ……… 111
鮭のマリネ ……… 112
鱈のマヨネーズ焼き ……… 113

第9章　芋の料理 ……………………… 115

里芋の揚げ煮そぼろあんかけ
……… 117
粉ふき芋 ……… 118
マッシュポテト ……… 119
ポテトグラタン ……… 120
ポテトサラダ ……… 121

さつま芋のバター煮 ……… 122
さつま芋しぼり ……… 123
山芋のたたき ……… 124
山芋のめんたい和え ……… 124
とろろ汁 ……… 125
蒟蒻のピリ辛炒め ……… 126

第10章　葉茎菜の料理 ……………………127

ほうれん草のおひたし ………129
ほうれん草のソテー ……………129
春菊の胡麻和え ……………130
小松菜の煮びたし …………131

野菜の甘酢漬け ……………132
キャベツのサラダ(コールスロー) …133
ジュリエンヌスープ …………134
ミネストローネ ……………135

第11章　根菜の料理 ……………………137

大根と油揚げの味噌汁 ………139
大根と黄菊の漬け物 …………140
切り干し大根と油揚げの煮物…140
蕪のあちゃら漬け ……………141
蓮根のきんぴら ……………142

きんぴら牛蒡 ………………143
牛蒡のサラダ ………………144
にんじんのサラダ …………145
にんじんのグラッセ …………146
にんじんのポタージュ ………146

第12章　果菜の料理 ……………………149

胡瓜とわかめの酢の物 ………151
胡瓜のおかかまぶし …………152
胡瓜のレモン醤油漬け ………152
茄子の香り焼き ……………153

茄子のマリネ ………………154
茄子とさやいんげんの味噌汁…155
南瓜の甘煮 …………………156
トマトと卵のスープ …………157

第13章　茸の料理 ……………………159

茸の味つけ煮 ………………161
舞茸と牛肉のオイスターソース炒め
…………………161

マッシュルームのデュクセル …162
茸のグラタン ………………163

第14章　デザート ································· 165

りんごのコンポート ··········167
りんご羹 ···················167
グレープフルーツゼリー ·······168
フルーツ白玉 ···············169
マーブルゼリー ··············170
パンナコッタ ···············171
ティラミス ·················172
レアチーズケーキ ···········173

蒸しカップケーキ ············174
レモンケーキ ···············175
ショートケーキ ·············176
マッシュバナナボール ········177
蕎麦粉入りクレープ ·········178
胡麻クッキー···············179
ロックケーキ ···············180

〈附〉だし汁の取り方 ····························· 181

昆布の水だし
昆布と鰹節のだし（一番だし）
昆布と鰹節のだし（二番だし）

煮干しだし
煮干しの水だし

用語解説 ·····················184

著者略歴 ·····················191

第 1 部

薬膳の基本

これだけは知っておきたい

薬膳とは

　薬膳とは、中医学（中国伝統医学）に基づいた、理論と実践の両面を併せ持つ学問で、正確には中医営養薬膳学と言います。中医学は古代の哲学思想「陰陽学説」「五行学説」を基に、5千年も前から多くの経験を積み重ねてきました。膨大な植物・動物・鉱物の中から、薬になるもの、毒のあるもの、食べられるもの、食べられないものを弁別し、その性質を明らかにして病気の治療や予防に役立ててきたのです。「食薬同源」「食医同源」と言われるのは、そのためです。

　中医学では、西洋医学とは異なる独自の整体観を確立しています。人間は自然と一体のものであり、自然界の陰と陽のエネルギーの影響を受けながら生きています。何らかの原因で陰陽のバランスが崩れたときに心身の健康が損なわれるので、それを元の状態に戻すことを考えます。薬膳でも同様に、適切な食物や中薬（生薬）を用いて、陰陽を調和させることを目指します。さらに、バランスが崩れる前に予防する、養生することができるのが薬膳です。

　たとえば、空腹時にただ米のご飯を食べれば、それは単なる食事にすぎませんが、同じご飯でも弱った胃を補う目的で摂れば、薬膳ということになります。そういう目でみると、普段当たり前に食べている食事も、十分に薬膳として意味あるものになるのです。

食物の性質を知る ── 体を冷やすか温めるか

　食物の五つの性質のことを「五性」と言います。食物にはそれぞれ身体を冷やしたり、温めたりする性質があります。冷やす食物の性質は、「寒性」「涼性」で、温める食物の性質は「熱性」「温性」です。冷やしもせず温めもしない食物もあり、それは「平性」と言います。

　寒性・涼性の食物は身体の熱を取るので、発熱や炎症のあるときに用います。涼性より寒性の方が働きは強いです。この性質のあるトマト・苦瓜・茄子・胡瓜・セロリ・ズッキーニ・西瓜・豆腐などを夏の暑い時季に食べると身体が涼しくなったように感じることができます。

　熱性・温性の食物は身体を温めたり、新陳代謝を盛んにしたりします。温性

より熱性の方が働きは強いです。身体が冷えるとき、季節的には冬に多く用います。糯米・玉葱・生姜・紫蘇・葱・海老・胡椒などがこの性質を持ちます。

平性の食物は穏やかな性質なので、身体を養う基本的な日常食として用いることができます。穀類・芋類・豆類（緑豆は除く）・キャベツ・白菜などが平性です。

食物の「味」によって働きが異なる

食物にはそれぞれ「味」があり、その違いによって働きも違ってきます。中医学では、味を「酸」「苦」「甘」「辛」「鹹（塩）」の五つに分けています。他に淡味といわれるものもあり、それを含めると六味となります。この「味」は、実際に舌で感じる味とは異なることもあります。

酸味の食物は、出すぎるものを引き締めて収める働きがあります。汗の出すぎや頻尿、慢性の下痢などに用います。また、唾液の分泌を促進して身体を潤す働きもあります。梅・レモン・酢などが酸味の食物です。

苦味の食物は体の中の余分な湿気や熱を取り、「気を降ろして」便通をよくする働きもあります。苦瓜・アロエ・らっきょう・茶などが苦味の食物です。

甘味の食物は虚弱な身体を養う働きがあります。脾胃を補い、疲労を回復し、痛みを和らげる働きもあります。穀類・芋類・果物類・卵類・肉類・魚類など、多くの食物が甘味を持ちます。

辛味の食物は身体を温め、気の巡りと血の流れをよくします。風邪の初期、冷え、冷えによる痛みなどに効きます。生姜・葱・にんにく・唐辛子などが辛味の食物です。

鹹味は塩味のことです。しこりなどの堅いものを軟らかくする働きがあるので、筋腫・血の塊（瘀血）・痰の塊・便秘などを改善します。昆布・海苔・蟹・浅蜊・蜆などが鹹味の食物です。

淡味は特定のはっきりした味がないものです。余分な湿気を除き、消化をよくして食欲を増進させます。はと麦・とうもろこし・冬瓜などが淡味の食物です。

13

「臓腑」と食物の関係

　中医学でいう「臓腑」は、肝・心・脾・肺・腎の「五臓」、胆・小腸・胃・大腸・膀胱・三焦の「六腑」、そして脳・女子胞（子宮）などの「奇恒の腑」を指します。これらは解剖学的な臓器という意味だけではなく、独特の生理機能や病理を含んでいるものとされています。たとえば、本書によく出てくる「脾胃」という言葉がありますが、これは「食物を受け入れて分解する胃」と、「食物を消化吸収して運ぶ脾」を総称したもので、西洋医学的な胃と脾臓とは異なります。

　中医学では、臓腑がそれぞれ連係して人体に必要な「気」「血」「津液」（正常な水分）の生成・貯蔵・運搬を行っていると考えます。この臓腑間のバランスがよくとれているときには生命活動も順調に行われているということになります。

　それぞれの臓腑の働きをよくする食物を表1〜5に示します。

　また、「帰経」といって、ある食物が特定の臓腑に入って、効果的に作用する性質もあります。酸味は肝経、苦味は心経、甘味は脾経、辛味は肺経、鹹味（塩味）は腎経に入りやすいと言われています。ただし摂りすぎるとそれぞれの臓腑に負担をかけてしまうので、注意が必要です。

表1　「肝」の働きをよくする食物

作用	食物
肝の気を巡らせる	蕎麦・えんどう豆・らっきょう・蜜柑・オレンジ・柚子・レモン・梅の花・ジャスミン
肝の血を補給する	にんじん・ほうれん草・落花生・葡萄・イカ・タコ・赤貝・鱈・レバー

表2　「心」の働きをよくする食物

作用	食物
気の虚弱を補って心の機能を高める	米・小麦・ナマコ・大棗・吉林人参・西洋参・炙甘草
血を補給して心を補う	にんじん・ほうれん草・百合根・葡萄・豚ハツ・卵・牛乳

表3　「脾胃」の働きをよくする食物

作　用	食　物
脾胃の虚弱を補う	米・小麦・山芋・じゃが芋・南瓜・キャベツ・カリフラワー・椎茸・鶏肉・牛肉・鰯
脾胃の機能を高める	大麦・はと麦・大豆・とうもろこし・里芋・いんげん・鱸
脾胃を温める	生姜・葱・大葉・香菜・鶏肉・羊肉・鯵・鮭・胡椒・山椒
脾の機能を整えて消化を促進する	蕎麦・えんどう豆・大根・蕪・オクラ・玉葱・金柑・にんにく・唐辛子・玫瑰花

表4　「肺」の働きをよくする食物

作　用	食　物
気の虚弱を補って肺の機能を高める	米・山芋・胡桃・鶏肉・牛肉・鯖・鮫・太刀魚・鰯・鰹・鱈
肺の乾燥を潤して気を降ろす	梨・枇杷・柿・杏仁・百合根・白木耳・松の実・白胡麻・海苔・蜂蜜・水飴・鴨肉・卵・豆乳

表5　「腎」の働きをよくする食物

作　用	食　物
陽気を温めて腎を補う	韮・胡桃・栗・海老・ナマコ・鶏肉・羊肉・鹿肉
陰液を補給して腎の機能を高める	栗・黒豆・黒胡麻・山芋・スッポン・帆立貝・鮑・ムール貝・鴨肉・豚肉・卵・牛乳

体質に合わせた食物を選ぶ

　普段から元気があり、食欲・睡眠・排便が順調な人は良好な体質と言えます。一方、病気ではないにしても何らかの要因によって不調が生じている人も多くみられます。中医学では、そのような良好ではない体質を8つに分類しています。

・**気虚体質**：気が消耗したり不足したりして臓腑の働きが虚弱になっている。
・**陽虚体質**：気虚体質よりも臓腑の働きがさらに弱まり、陽が不足し、体の冷えや痛みが生じている。
・**血虚体質**：血の量が不足し、質も低下しているために臓腑に栄養が足りなくなっている。
・**陰虚体質**：血や津液（正常な水分）・精（栄養物質）などの体を潤す成分が不足して、内熱性の症状が出ている。
・**陽盛体質**：臓腑の働きが旺盛すぎて陽が強くなり、体内に熱がこもっている。
・**痰湿体質**：代謝機能の低下によって水の流れが滞り、余分な水分が体内に溜まっている。
・**気鬱体質**：ストレスや過労で抑鬱や不愉快な気分になり、気の巡りが滞っている。
・**血瘀体質**：加齢で臓腑の働きが低下し、気鬱などが原因で血の流れが滞っている。

　それぞれの体質への食物による対処法を**表6**に示します。

表6　体質別の食物

体質	特徴	適応する食物	避ける性味	避ける食物
気虚 （気の不足）	元気がない・汗が出やすい・痩せすぎまたは肥満・声が小さい・息切れ・食欲不振・腹が張る	うるち米・糯米・山芋・じゃが芋・にんじん・椎茸・鰯・鱈・太刀魚・鰹・鯖・鰻・鶏肉・牛肉	涼・寒 苦・辛・鹹	大根・牛蒡・生もの・脂っこいもの
陽虚 （陽気の不足）	冷え・疼痛・むくみ・疲れやすい・汗が出やすい・生理痛	糯米・南瓜・韮・生姜・にんにく・栗・胡桃・海老・鰻・鶏肉・羊肉	涼・寒 苦・鹹・淡	苦瓜・冬瓜・セロリ・梨・りんご・西瓜・緑茶・豆腐・生もの

16

血虚 （血の不足）	顔色が白色・不眠症・多夢・物忘れ・動悸・めまい・食欲不振・便秘ぎみ	ほうれん草・にんじん・さくらんぼ・落花生・松の実・胡桃・イカ・タコ・豚肉・羊肉・レバー	涼・寒 苦・辛	苦瓜・冬瓜・セロリ・梨・りんご・西瓜・緑茶・豆腐・生もの（陽虚と同じ）
陰虚 （血・津液・精の不足）	午後の発熱や微熱・手足の汗・心煩・皮膚の乾燥・ほてり・のぼせ・のどの渇き・寝汗・不眠・便秘	粟・アスパラガス・小松菜・百合根・りんご・梨・バナナ・キウイフルーツ・胡麻・白木耳・豆腐・貝・蜂蜜・乳製品	温・熱 苦・辛	葱・生姜・にんにく・韮・らっきょう・唐辛子・鶏肉・羊肉
陽盛 （陽が盛ん）	暑がり・元気過剰・声が大きい・呼吸が粗い・汗かき・顔面が紅い・食欲旺盛・水をよく飲む	苦瓜・胡瓜・トマト・蓮根・白菜・セロリ・ズッキーニ・バナナ・西瓜・柿・豆腐	温・熱 辛・甘	生姜・葱・唐辛子・鶏肉・牛肉・羊肉・酒
痰湿 （体液の流れの滞り）	顔が黄色・むくみ・だるさ・痰・めまい・下痢	はと麦・小豆・そら豆・大根・玉葱・里芋・ヘチマ・枇杷・海苔・クラゲ・青魚	涼・寒 甘・酸	果物・酒・脂っこいもの・甘いもの
気鬱 （気の巡りの滞り）	情緒不安定・ため息・げっぷ・胸脇の痛みと張り・イライラ・便秘	蕎麦・玉葱・らっきょう・韮・紫蘇・春菊・三つ葉・にんにく・みかん・オレンジ・柚子・菊花・ジャスミン・青皮・枳殻	涼・寒 酸・甘	消化の悪いもの・味の濃いもの
血瘀 （血流の滞り）	顔や唇の色が暗いか青紫・疼痛・体内の塊・肌の乾燥・便秘	青梗菜・くわい・らっきょう・茄子・黒豆・黒木耳	涼・寒 甘・酸・鹹	バター・生クリーム・脂っこいもの・甘いもの

17

第2部

日々の薬膳

第 1 章

米の料理

　米は平性で、どのような年齢・体質の人にも合う穀類です。
米の種類には、粳米(うるち米)と糯米(もち米)がありますが、
どちらも脾胃の消化機能を高め、気力を補い、元気をつけます。
気の不足による疲れ・めまい・食欲不振などの症状を改善し、
精神不安やイライラ感を取り除き、口渇を止める働きもあります。
『本草綱目』では、「稲」は糯米を指し、
温性で粘りがあるので餅にしたり炒めたりするだけでなく、
酒の醸造や製糖にも用いるとされています。
粳米は平性で、粥や重湯にすると胃を補益し、
五臓を平和にすると書かれています。解熱の薬としても用いられます。
『本朝食鑑』では、「稲」は日本古来の米の総称であるとしています。
菜飯・枸杞の葉飯・大豆飯など、
15種類のご飯や粥が紹介されています。

第1章 米の料理

●本章で扱う主な食材の性質

食材	性・味	帰経	効能
うるち米（粳米）	平・甘	脾・胃	補中益気・健脾和胃・除煩止渇
小麦	涼・甘	心・脾・腎	清熱除煩・養心安神・補益脾胃
じゃが芋	平・甘	胃・大腸	補気健脾・和胃調中
にんじん	平（微温）・甘	肺・脾・心	養血・潤燥明目・斂肺止咳・健脾化滞
いんげん	平（微温）・甘	脾・胃	益気健脾化湿・消暑和中
グリーンピース（えんどう豆）	平・甘	脾・胃	和中下気・祛湿利尿・解毒・補中益気
胡瓜	涼（寒）・甘	脾・胃・大腸・小腸	清熱解毒・止渇・利水消腫・潤膚美容
トマト	微寒・甘・酸	肝・脾・胃	清熱解毒・生津止渇・健胃消食
牛蒡	寒（平）・苦	肺・胃	清熱祛風・利水消腫
筍	寒・甘・微苦	胃・肺・大腸	清熱化痰・解毒透疹・滑腸通便・利水消腫
長葱	温・辛	肺・胃	発汗解表・散寒通陽・解毒散結
玉葱	温・辛・甘	脾・胃・肺・心	理気健脾・和胃消食
韮	温・辛	肝・胃・腎	温陽解毒・下気散血・宣痺止痛
らっきょう（薤白）	温・辛・苦	肺・胃・大腸	通陽散結・行気導滞
にんにく	温・辛・甘	脾・胃・肺	健胃止痢・辛温散寒・止咳祛痰・殺虫
生姜	温・辛	肺・脾・胃	発汗解表・温胃止嘔・温肺止咳・解魚蝦毒
椎茸	平・甘	胃・肝	補気益胃・托痘止血
マッシュルーム	平・甘・辛	肺・脾・胃	健脾補虚・宣肺止咳・透疹
黒木耳	平・甘	肺・胃・大腸	涼血止血・潤肺益胃・利腸通便
わかめ（昆布）	寒・鹹	肺・肝・胃・腎	軟堅消痰・利水消腫
鶏肉	平（温）・甘	脾・胃	補中益気・補精添髄
鶏卵	平・甘	肺・心・脾・肝・腎	滋陰潤燥・清熱解毒・清咽開音・養血安神
豚肉	平（寒）・甘・鹹	脾・胃・腎	滋陰潤燥・益気

食材	性・味	帰経	効能
牛肉	平(温)・甘	脾・胃	補脾胃・益気血・強筋骨
ハム	温・鹹	脾・胃	健脾開胃・生津益血・固精壮陽
鮭	温・甘	脾・胃	補益気血・健脾温胃和中
しらす干し(鰯)	温・甘	脾	補益気血
海老	温・甘	肝・腎	補腎壮陽・通乳・托毒
貝柱(帆立貝)	平・甘・鹹	肝・脾・胃・腎	滋陰補腎・和胃調中
牛乳	平・甘	心・肺・胃	補肺益胃・生津潤腸
バター	平・甘	心・肺・胃	補肺益胃・生津潤腸
チーズ	温・甘・酸	肺・肝・脾	養陰補肺・潤腸通便
酢	寒・酸・苦	肝・胃・脾	活血散瘀・消食化積・解毒殺虫

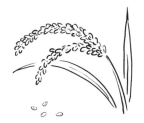

第1章 米の料理

白飯

薬膳の基本。たまには鍋で炊いてみましょう

材料（4人分）

米 …… 2＋1/2カップ
水 …… 3カップ（600ml：米の体積の1.2倍）

1人分の栄養価

熱　　量：342kcal
たんぱく質：6.1g
塩　　分：0g
食物繊維：0.5g

薬膳の視点

◆ ご飯は日本でも中国でも主食になっています。米は体を補いたいときにまず選ぶべき食材です。白飯は元気をつける基本の料理と言えます。

作り方

① 洗う：ボウルに水をたっぷり入れてから米を入れ、ひと混ぜして水を捨てる。手早く15秒ほど米をこすり合わせる。水をたっぷり入れ、3回ほど流し、ざるに上げて水気を切る。
② 浸ける：鍋に洗った米と分量の水を入れて、30分〜2時間置く。
③ 加熱する：鍋を強火にかけ、沸騰したら沸騰が続く程度の中火にして3〜4分加熱する。水が引いたら弱火にして12〜13分加熱する。最後に一瞬強火にして火を止める。
④ 蒸らす：10〜12分蒸らし、木べらで上下を軽く混ぜて蒸気を抜く。飯びつに移すか乾いた布巾をかけて水滴がご飯の上に落ちないようにする。

・炊飯用の鍋は、厚手で吹きこぼれないようなタイプのものがよいです。普通の鍋を使用する場合は、水が引くまでの間、鍋の蓋をずらして吹きこぼれないようにするとよいでしょう。

玄米ご飯

食物繊維で便通をよくする

材料（2人分）

玄米 …… 1カップ
水 ……… 1＋3/5カップ（320ml：米の体積の1.6倍）
塩 ……… 小さじ1/4

1人分の栄養価
熱　　量：277kcal
たんぱく質：5.4g
塩　　分：0g
食物繊維：2.4g

◆ 玄米は稲の実から籾殻だけを取り除き、精米されていない状態の米です。
◆ 玄米は白米と同じ効能を持ちますが、糠や胚芽が残っているのでビタミンB_1や食物繊維を多く含みます。そのため便通をよくする働きがあります。しかし、消化しにくいこともあるので、消化機能の弱い人には勧められません。

作り方

① 玄米を鍋（蓋がしっかり閉まる厚手の鍋）に入れ、分量の水を加え3時間以上浸ける。一晩置くと、なおよい。
② 分量の塩を加え、火にかける。沸騰したら沸騰が続く程度の弱火で25分加熱する。火を止めて15分蒸らす。

・玄米は精米していないので、軽くすすぐだけで使えます。

白粥（全粥）

体中に気を巡らせ、虚弱な体質を改善する

材料（4人分）

米 …… 1カップ
水 …… 5カップ

1人分の栄養価
熱　　量：137kcal
たんぱく質：2.4g
塩　　分：0g
食物繊維：0.2g

薬膳の視点

◆ 主に体の陽気を補います。

◆ 粥には、米から作る粥とご飯から作る粥の2種類があり、中国の北方では朝食と夕食の主食になっています。ご飯から作る粥は中国では泡飯といい、雑炊のことです。朝に食べると体を温めて補い、体内の気の巡りがよくなり、頭の回転が速くなります。夕飯に食べると体を温め、一日の疲れが取れるだけでなく、健康を維持できて、ダイエットにも最適です。

◆ 米粒がやわらかくなっているので消化しやすく、温かいうちに食べるため、子どもにも高齢者にも最も良い食事と言えます。

◆ 体調がすぐれないときや、かぜ気味のとき、病気の回復期に勧めたい食事です。

作り方

① 米を洗ってざるに上げ、鍋に入れて分量の水を加えて30分以上浸ける。

② 沸騰するまでは強火にし、沸騰したらさっとひと混ぜして火を弱め、30〜40分かけてゆっくり炊く。4〜5分蒸らす

- 粥を炊く鍋は保温性が高く、表面積が少なくて蒸発しにくいものを使うとよいです。
- 味つけの塩は、蒸らす直前か食するときに加えましょう。
- 雑炊の水加減は七分粥に相当し、味つけは塩分1％のすまし汁味にします。具は卵・白身魚・長芋などのように淡白な材料がよいでしょう。

粥の水分量

	米（カップ）	水（カップ）	仕上がり (g)
全粥	1	5	800
七分粥	1	7	1,120
五分粥	1	10	1,600
三分粥	1/2	10	1,600

五目炊き込みご飯

体を元気にし、老廃物を出す

材料（4人分）

米 …… 2＋1/2カップ
水 … 550ml（酒と醬油を含む）
鶏むね肉 … 100g
しめじ ……… 50g

第1章 米の料理

			1人分の栄養価
にんじん ……… 50g	酒 …… 大さじ2		熱　　量：399kcal
牛蒡 …………… 50g	醬油 … 大さじ2		たんぱく質：13.5g
さやいんげん … 20g	塩 …… 小さじ1/3		塩　　分：1.6g
焼海苔 ………… 1/2枚			食物繊維：2.3g

◆ 白飯によって元気をつけ、体の気を補うと同時に、排毒作用もある炊き込みご飯です。

◆ 鶏肉は精気（生命活動の基礎となる物質）を補い、脾胃の機能を高めます。虚弱体質や、めまい・疲れ・四肢の無気力・痩せ・多汗・食欲不振・産後の乳汁不足などの症状を改善します。米と合わせると相須作用（同様の作用を持つものを組み合わせることで効果が高まる）によって気を強く補います。

◆ しめじとにんじんは、米と鶏肉を補佐して気を補い、体に元気をつけます。

◆ にんじんは血を補い、血虚（血の不足）による目の疲れ・かすみ・視力低下を改善します。肺気を収斂し、咳を鎮めます。脾の機能を高めて消化を促進し、消化不良・食欲不振・便秘・下痢を緩和します。

◆ 牛蒡は、外感寒熱の汗、中風による顔のむくみ、咳、消渇（糖尿病など）、できもの、便秘などの症状を改善します。

作り方

① 米は洗って調味料分を引いた分量の水に浸けておく。

② 鶏肉は小さめのそぎ切りにする。しめじは石づきを切り落としてほぐし、長いものは半分に切る。両方を酒と醬油に浸けておく。

③ にんじんは3cm長さの千切りにする。牛蒡は細いささがきにして水に放す。

④ 米に塩と❷❸を加え、火にかけて炊く。

⑤ さやいんげんは筋を取って、塩を入れた熱湯で茹でて冷水に取り、斜め薄切りにする。海苔は2cmの長さの細切りにする。

⑥ ご飯を蒸らし終えたら、さやいんげんを加えて軽く混ぜる。器に盛り、海苔を散らす。

・味つけご飯には、米に具を加えて同時に炊く「共炊き」（炊き込みご飯）と、具を別に煮ておき炊き上がりに加えて蒸らす「別炊き」（混ぜご飯）とがあります。共炊きは、具材の味が米に染み込み、ご飯と具が一体となった味わいがあります。別炊きでは、ご飯と具材のそれぞれのおいしさが楽しめます。

三色どんぶり

虚弱体質や冷え症を改善する

材料（4人分）

米 … 2+1/2カップ
水 … 550ml（酒と醤油を含む）
鶏ひき肉 …… 120g
鮭（切り身）…… 150g
卵 …………… 3個
紅生姜 ……… 30g

〈A〉
- 酒 …… 大さじ1
- 醤油 … 大さじ1/2
- 塩 …… 小さじ1/3

〈B〉
- 醤油 … 大さじ1
- 酒 …… 大さじ1
- 砂糖 … 大さじ1
- 水 …… 大さじ3

〈C〉
- 酒 …… 大さじ1+1/2
- 砂糖 … 大さじ1
- 塩 …… 小さじ1/5

〈D〉
- 砂糖 … 大さじ1+1/2
- 塩 …… 小さじ1/4

1人分の栄養価

熱　　量：539kcal
たんぱく質：30.4g
塩　　分：2.2g
食物繊維：1.8g

薬膳の視点

- ◆鶏肉は精気（生命活動の基礎となる物質）を補い、脾胃の機能を高めます。虚弱体質や、めまい・疲れ・四肢の無気力・痩せ・多汗・食欲不振・産後の乳汁不足などの症状を改善します。
- ◆鮭は脾胃を温めて気血を補い、疲れ・めまい・食欲不振・腹部の冷え・むくみ・下痢を改善します。
- ◆鶏卵は体を滋養し臓腑を潤して、微熱・口渇・空咳・声嗄れ・発声困難などを改善します。血を養って精神を安定させ、不眠・多夢・めまい・精神不安を緩和します。また胎動を安定させて流産を防止します。
- ◆生姜は脾胃を温め、胃と腹部の冷えや痛み、嘔吐・食欲不振を改善します。肺を温めて、かぜを予防し、咳・白痰・喘息を緩和します。解毒作用もあり、魚介類の食中毒による咽や舌の痺れを取ります。
- ◆この料理は、粳米・鶏ひき肉・鮭を使い、脾胃の働きを充実させて気と血を補います。温性・辛味の生姜を加えることで体を温めて消化を促進します。鶏卵は滋養しながら味をさらに引き立てます。食材の効能と、見た目の美しさが合わさった、色・香・味・形の良い薬膳料理です。

作り方

① 桜飯：米を洗い、〈A〉の調味料分を引いた分量の水に浸けて1時間置く。炊く直前に〈A〉を加えて炊く。

② 肉そぼろ：肉を鍋に入れ、〈B〉を加え、菜箸5本でよく混ぜる。火にかけ、時々かき混ぜながらゆっくり煮詰め、水分がなくなったら火からおろす。
③ 鮭そぼろ：鮭は切り身のまま熱湯で茹でる。湯から取り出し、皮と骨を除いて鍋に入れ、〈C〉を加えて菜箸5本でほぐし、火にかけ炒り上げる。
④ 卵そぼろ：鍋に卵を割りほぐし、〈D〉を加えて中火にかける。菜箸5本で鍋底に焦げつかないようにかき混ぜる。火が通ったら鍋を火からおろし、ぬれ布巾の上に置いて、さらにかき混ぜる。
⑤ ご飯を器に盛り、上に3種のそぼろをのせ、紅生姜を添える。

・醬油を入れるとご飯が焦げやすいので注意しましょう。
・ひと塩鮭を使用した場合、塩は加えません。

わかめ寿司

食欲不振や精神不安を改善する

材料（4人分）

米 ……… 2+1/2カップ	干し椎茸 …… 3枚
水 … 2+3/5カップ（530ml）	紅生姜 …… 30g
昆布 ………… 5cm 1枚	塩 ………… 適量
みりん ……… 大さじ2	サラダ油 …… 少々
鳴門わかめ …… 6g	〈A〉{ 塩 …… 少々 / 酒 …… 小さじ1/2 }
卵 …………… 2個	
かまぼこ …… 60g	〈B〉{ 砂糖 …… 大さじ1 / 醬油 …… 大さじ1 }
胡瓜 ………… 80g	
しらす干し …… 30g	〈合わせ酢〉
さやいんげん …… 30g	酢 ………… 70ml
にんじん …… 30g	塩 ………… 小さじ1/2

1人分の栄養価

熱　量：472kcal
たんぱく質：14.1g
塩　分：2.7g
食物繊維：3.1g

薬膳の視点

◆虚弱体質、暑がり、精神不安のある方に勧めたい食事です。
◆椎茸・さやいんげん・にんじんが粳米の補気作用を強化し、消化を促進します。
◆生姜は脾胃を温め、胃と腹部の冷えや痛み、嘔吐・食欲不振を改善します。肺を温めて、かぜを予防し、咳・白痰・喘息を緩和します。解毒作用もあり、

魚介類の食中毒による咽や舌の痺れを取ります。

◆ 鶏卵は体を滋養し臓腑を潤して、微熱・口渇・空咳・声嗄れ・発声困難などを改善します。血を養って精神を安定させ、不眠・多夢・めまい・精神不安を緩和します。また胎動を安定させて流産を防止します。

◆ 胡瓜は熱病の口渇、咽の痛みや腫れなどを改善します。利尿作用によって体内の余分な水分を排出し、下痢・浮腫などを解消します。また皮膚を潤し、赤みや乾燥などを取って、肌の調子を整えます。

作り方

① 米を洗い、切り目を入れた昆布とともに分量の水に浸ける。炊くときにみりんを加える。沸騰したら昆布を取り出す。弱火で13分、火を消して8分置く。

② 合わせ酢を作り、しらす干し、千切りにしたかまぼこを入れる。

③ にんじんはごく細い千切りにして塩をまぶす。

④ 胡瓜は千切りにして塩をまぶしておく。

⑤ わかめに熱湯をかけ、すぐに水で冷まし、固く絞ってからみじん切りにする。

⑥ 卵を割りほぐし、〈A〉を加えてよく混ぜる。フライパンを弱火でゆっくり温め、油を薄く引き、卵液を流し入れて薄焼き卵を作る。千切りにする。

⑦ 椎茸は水で戻し、戻し汁でやわらかく茹でてから〈B〉で味をつけ、千切りにする。

⑧ いんげんは塩を入れた熱湯で茹でて水に取り、千切りにする。

⑨ ご飯が炊けたら飯台にあけ、❷の合わせ酢をかけ、蓋をして1分置く。水気を絞ったにんじんとわかめを加え、練らないように混ぜる。粗熱が取れたら絞った胡瓜を加え、十分冷ます。

⑩ 器に盛り、錦糸卵・椎茸・いんげん・紅生姜を飾る。

筍ご飯

痰を取り、便秘を改善する

材料（4人分）

米 ………2＋1/2カップ
　水 ……550ml（酒と煮汁を含む）
茹で筍…150g

油揚げ……1枚
木の芽……12枚

1人分の栄養価

熱　　量	：396kcal
たんぱく質	：9.1g
塩　　分	：1.4g
食物繊維	：1.8g

〈A〉
- 昆布と鰹のだし…200ml
- 砂糖 ……………… 大さじ1
- 醬油 ……………… 大さじ2
- 酒 ………………… 大さじ1

〈B〉
- 塩 … 小さじ1/3
- 酒 … 大さじ1

薬膳の視点

◆ 粳米をベースにして、体の気を補います。虚弱体質で痰が多く、便秘の方にお勧めです。

◆ 筍は、熱を冷まして痰を取り除き、痰熱の咳・胸の痞え・口渇・食べすぎによる腹脹に効果があります。また麻疹・便秘を改善します。

◆ 注意しなければならないのは、筍には持病を再発させる力があることです。慢性病の人、胃・十二指腸潰瘍、肝硬変、慢性下痢の人には禁忌です。皮膚のアレルギー、かゆみのある人も食べないように注意しましょう。また消化しにくいので、子どもは多食してはなりません。

作り方

① 米は洗って分量の水に浸ける。
② 筍を長さ2cm幅7mm程度の薄い短冊に切る。
③ 油揚げは幅半分に切り、2mmの短冊に切る。
④ 筍と油揚げを、〈A〉で15分間煮る。具と煮汁を分ける。
⑤ 米の水から❹の残った煮汁分を減らし、煮汁と〈B〉を加えて炊く。
⑥ ご飯の火を消す2〜3分前に❹を入れ、火を消して15分蒸らす。
⑦ ご飯と具を混ぜて器に盛り、上に木の芽を飾る。

卵チャーハン

虚弱を補い、体を潤す

材料（2人分）

- ご飯 ……… 500g
- 卵 ………… 2個
- 長葱 ……… 50g
- 生姜 ……… 10g
- 干し海老 … 10g
- サラダ油 … 大さじ2+1/2
- ラード ……… 大さじ2
- 醬油 ………… 大さじ1/2
- 〈A〉
  - 塩 … 小さじ1/2
  - 胡椒 … 少々
  - 酒 … 大さじ1/2

1人分の栄養価
- 熱　量：727kcal
- たんぱく質：17.8g
- 塩　分：0.9g
- 食物繊維：1.4g

薬膳の視点

- ◆ 虚弱体質・疲れやすい・元気がない・水分不足・体の乾燥がある方にお勧めです。
- ◆ 鶏卵は体を滋養し臓腑を潤して、微熱・口渇・空咳・声嗄れ・発声困難などを改善します。血を養って精神を安定させ、不眠・多夢・めまい・精神不安を緩和します。また胎動を安定させて流産を防止します。
- ◆ 干し海老と長葱は温性で水分を消耗するため、少なめに使うようにしましょう。

作り方

① 生姜と干し海老はみじん切り、長葱は約3mm幅の小口切りにする。卵は割りほぐす。
② 中華鍋を温めて油を入れ、煙が出そうになるほど熱したところに卵を一度に入れる。ふんわりと半熟程度の炒り卵にして皿に取る。
③ 鍋にラードを入れ、生姜を炒めてからご飯を加える。ほぐれてパラパラになるまで、切るようにして強火で炒める。途中で〈A〉を加える。
④ 干し海老と長葱を加えて炒め、卵を加える。最後に鍋の周りから醤油をかける。

・ご飯は残りご飯でもよいです。
・鍋が小さい場合は1人分で作ると熱がよく回り、パラパラに仕上がります。

焼きビーフン
食欲が出て疲れが取れる

材料（4人分）

ビーフン(乾)	200g
鶏もも肉	120g
韮	1束
にんじん	80g
玉葱	80g
茹で筍	60g
貝柱(乾)	2個
木耳	5g
生姜	10g
サラダ油	大さじ2
胡麻油	小さじ1
胡椒	少々

〈A〉
- 塩 …… 少々
- 酒 …… 小さじ1

〈B〉
- 砂糖 …… 小さじ1
- 醤油 …… 小さじ1
- オイスターソース …… 小さじ1
- 酒 …… 小さじ1
- 塩 …… 小さじ2/3
- 貝柱の戻し汁 …… 100ml

1人分の栄養価
- 熱 量：370kcal
- たんぱく質：12.5g
- 塩 分：1.2g
- 食物繊維：3.6g

薬膳の視点

- この料理は気力を補い、体を温めるので、疲れたときや冷え症の人に向きます。
- 鶏肉は精気（生命活動の基礎となる物質）を補い、脾胃の機能を高めます。虚弱体質や、めまい・疲れ・四肢の無気力・痩せ・多汗・食欲不振・産後の乳汁不足などの症状を改善します。
- 韮は、陽気を温め、毒邪を取り除いて、腹部や腰膝の冷痛・げっぷ・嘔吐を解消します。気を下降させて瘀血（血の塊）を消散し、吐血・鼻出血・血尿・不正出血などの出血症状を改善します。また食欲を誘い、疲労を取ります。
- にんじんは血を補い、血虚（血の不足）による目の疲れ・かすみ・視力低下を改善します。肺気を収斂し、咳を鎮めます。脾の機能を高めて消化を促進し、消化不良・食欲不振・便秘・下痢を緩和します。玉葱と合わせると消化機能がさらに高まり、筍と合わせると便通がさらによくなります。
- 玉葱は気の巡りをよくし、弱っている脾の機能を高め、湿を取り除きます。消化を促進して、げっぷ・吐き気・胃もたれ・腹部の膨満感・食欲不振・腹脹・下痢などの症状を改善します。
- 筍は熱を冷まして痰を取り除き、痰熱の咳・胸の痞え・口渇・食べすぎによる腹脹に効果があります。また麻疹・便秘を改善します。
- ビーフン（粳米）と鶏肉を組み合わせると補気の力が強くなり、温陽の韮を加えると気の虚弱を改善することが期待できます。

作り方

① ビーフンはぬるま湯に浸けて戻し、水気を切る。
② 貝柱はぬるま湯に浸け1時間ほど置く。
③ 木耳は水で戻し、石づきを取って千切りにする。
④ 鶏肉は細切りにして〈A〉をまぶす。
⑤ にんじんと生姜は千切りにする。筍は千切りにして熱湯を通す。玉葱は薄切り、韮は約4cmに切る。
⑥ 合わせ調味料〈B〉を混ぜておく。
⑦ 鍋を温めて油を入れ、生姜を加えて香りをつけ、鶏肉・貝柱・にんじん・筍・玉葱・韮の順に炒める。
⑧ ビーフンを入れて炒める。〈B〉を加え、水分がなくなるまで炒める。最後に胡麻油と胡椒を加え皿に盛る。

・ビーフンは戻しすぎないことと、水分をよく切ることが大切です。

チーズのリゾット

気力を高め、体を滋養する

材料（4人分）

米	2カップ	オリーブ油	大さじ1
玉葱	1/2個	バター	大さじ1
鶏がらスープ	1,000〜1,100ml	塩	小さじ1/3
パルメザンチーズ	1/2カップ（50g）	胡椒	少々
白ワイン	60ml		

1人分の栄養価
熱　　量：426kcal
たんぱく質：10.7g
塩　　分：0.9g
食物繊維：0.8g

薬膳の視点

- 補気作用のある粳米と、滋陰作用のあるチーズを組み合わせると、加齢による気陰両虚（気と陰液の不足）の更年期障害、気血両虚（気と血の不足）の貧血や不眠症を改善します。玉葱を加えることで、消化機能を高め、元気をつけることができます。
- 鶏がらスープは精気（生命活動の基礎となる物質）を補い、脾胃の機能を高めます。めまい・疲れ・虚弱体質・四肢の無気力・痩せ・多汗・食欲不振・産後の乳汁不足などの症状を改善します。
- 玉葱は気の巡りをよくし、弱っている脾の機能を高め、湿を取り除きます。消化を促進して、げっぷ・吐き気・胃もたれ・腹部の膨満感・食欲不振・腹脹・下痢などの症状を改善します。
- チーズ・バターは良い水分を生じさせ、肺と腸を潤します。虚弱・疲れ・微熱・寝汗・口渇・喀血・空咳・皮膚の乾燥・かゆみ・便秘を改善します。

作り方

① 玉葱をみじん切りにして、オリーブ油で色づかないように炒める。
② 米を洗わずに❶の鍋に入れて炒める。半透明になったら白ワインを加えて煮立て、アルコール分を飛ばす。
③ スープ200mlを熱くしておき、鍋の中央をあけたところに鍋肌に音が立つように入れる。
④ へらでさっとかき回し、水分がなくなったら、残ったスープを数回に分けて同様に入れ、20分ほどかけてゆっくり火を通す。
⑤ 火からおろし、塩・胡椒・バター・パルメザンチーズを手早く混ぜて器に盛る。

・鶏のスープは、市販のスープの素を使ってもかまいません。ただし、なるべく無添加で化学調味料を使っていないものを選びましょう。

ハムのドリア

気力を充実させ、余分な熱を取る

材料（4人分）

ご飯 …………… 500g	胡椒 …………… 少々
ロースハム(塊)… 150g	ホワイトソース … 3カップ
マッシュルームスライス(缶)	〈ホワイトソース〉
…………… 50g	小麦粉 ……… 大さじ3＋1/2
玉葱 …………… 120g	牛乳 ………… 600ml
ピザ用チーズ … 100g	バター ……… 大さじ3
グリーンピース … 大さじ3	生クリーム …… 大さじ2
バター ………… 大さじ3	塩 …………… 小さじ1/3
塩 …………… 小さじ1/2	胡椒 …………… 少々

1人分の栄養価

熱　　量：526kcal
たんぱく質：20.1g
塩　　分：2.3g
食物繊維：3.6g

薬膳の視点

◆虚弱体質、暑がり、のぼせのある方に勧めたい食事です。

◆ハムは脾胃を温めて機能を高め、食欲不振・疲れやすい・めまいなどの症状を改善します。陽気を強壮にし、精力不足・インポテンス・遺精の症状をよくします。

◆玉葱は気の巡りをよくし、弱っている脾の機能を高め、湿を取り除きます。消化を促進して、げっぷ・吐き気・胃もたれ・腹部の膨満感・食欲不振・腹脹・下痢などの症状を改善します。

◆牛乳・バターなどの乳製品は良い水分を生じさせ、肺と腸を潤します。虚弱・疲れ・微熱・寝汗・口渇・喀血・空咳・皮膚の乾燥・かゆみ・便秘を改善します。ただし、胃腸の弱い人、白痰・黄痰の多い人、慢性下痢・皮膚のアレルギーある人は避けるほうがよいでしょう。

◆小麦は熱を取り、心気を養って精神を安定させます。イライラを抑え、うつや精神不安などの症状を改善します。また脾胃の機能を強化し、口渇・食欲不振・下痢などの症状を緩和します。

◆グリーンピースは気の巡りを促進し、脾の機能を高めて、胃の調子を整えます。食欲不振・嘔吐・下痢・足がつるなどの症状を改善します。利尿作用によって体内の余分な水分を排泄し、水虫・吹き出物・外傷の腫れをよくします。

作り方

①ハムは1cm角に、玉葱は薄切りにする。

② フライパンにバターを溶かし、玉葱を焦がさないように炒める。
③ ハム・マッシュルーム・塩・胡椒を加え、さらにグリーンピースとご飯を加え混ぜる。
④ 焼き皿に❸を薄めに入れ、上からホワイトソースをかけ、チーズをのせる。230℃のオーブンで焦げ色がつくまで焼く。

〈ホワイトソース〉
① 耐熱ガラスのボウルに小麦粉とバターを入れ、電子レンジに2分かける。
② 泡立て器で混ぜながら塩・胡椒・牛乳を加える。電子レンジに4分かける。
③ 泡立器で混ぜて、再び電子レンジに4分かける。
④ 生クリームを加える。

ポークカレーライス

体を補い、冷え症や無気力を改善する

材料（4人分）

ご飯	800g		
豚肉（角切り）	300g		
じゃが芋	400g		
にんじん	150g		
玉葱	250g		
グリーンピース	大さじ3		
にんにく	1片		
生姜	20g		
固形スープの素	2個		
水	800ml		
サラダ油	大さじ2		
ベイリーフ	1枚		
ガラムマサラ	小さじ1		

〈カレールウ〉
- 玉葱 100g
- バター 大さじ3
- 小麦粉 大さじ5
- カレー粉 大さじ1強
- 塩 小さじ1/2

〈薬味〉
- らっきょうの甘酢漬け 20g
- 胡瓜のピクルス 2本

〈A〉
- 塩 小さじ1/3
- 胡椒 少々
- カレー粉 小さじ1

〈B〉
- トマトケチャップ 大さじ1
- ウスターソース 大さじ1/2
- 醤油 小さじ1

1人分の栄養価
熱 量：791kcal
たんぱく質：24.3g
塩 分：3.0g
食物繊維：11.5g

薬膳の視点

◆ 豚肉は体を滋養し臓腑を潤して、熱病による口渇・空咳・便秘・乳汁不足などの症状を改善します。

◆じゃが芋は気を補い、脾胃の機能を高めます。脾気虚による内臓下垂・疲れ・多汗・息切れ・むくみ・胃痛・吐き気・嘔吐・便秘などの症状を改善します。

◆にんじんは血を補い、血虚（血の不足）による目の疲れ・かすみ・視力低下を改善します。肺気を収斂し、咳を鎮めます。脾の機能を高めて消化を促進し、消化不良・食欲不振・便秘・下痢を緩和します。

◆玉葱は気の巡りをよくし、弱っている脾の機能を高め、湿を取り除きます。消化を促進して、げっぷ・吐き気・胃もたれ・腹部の膨満感・食欲不振・腹脹・下痢などの症状を改善します。

◆カレールウには多種の香辛料が含まれ、体を温めて発汗する働きがあるため、冷え症・疲れやすい・無気力の人に向きます。

◆日本では、夏にカレー料理を食べるとよいという考え方もありますが、湿度の高い夏には少し摂る程度がよく、雨の降らない本格的な暑い夏には避けるべきです。むしろ冬に向く料理と言えます。暑がり・のぼせのある更年期には避けるようにします。

◆できれば市販のスープの素ではなく、自家製のチキンスープや野菜スープを使うほうがよいでしょう。

作り方

① 豚肉に〈A〉をからめる。

② にんにくと生姜はみじん切りにする。にんじんは1.5cm角に、じゃが芋と玉葱は3cm角に切る。

③ 煮込み用の鍋にサラダ油大さじ1を入れ、玉葱を色がつく程度まで炒めて別の器に取る。

④ ❸の鍋にサラダ油大さじ1を加え、にんにくと生姜を炒め、肉を加えて炒める。肉に焦げ色がついたら、にんじん・じゃが芋を加えて軽く混ぜる。

⑤ 水・スープの素・ベイリーフを加え、沸騰したら弱火にして煮る。

⑥ 野菜がやわらかくなったら、炒めた玉葱・カレールウと〈B〉を加え、弱火で約10分煮る。

⑦ ガラムマサラを入れ、味を調える。グリーンピースを加えて火を止める。

⑧ ご飯を皿の半分に盛り、カレーをかけて、約5mm角に切った薬味を添える。

〈カレールウ〉

① フライパンにバターを溶かし、みじん切りにした玉葱を薄茶色になるまで炒める。小麦粉を加えてさらに炒め、きつね色になるまで炒めてカレー粉を加える。

② 鍋の煮汁を玉じゃくし1杯ずつ加え、なめらかにのばす。

・ルウを作るときに玉葱を使うと、だまになりにくく、味もよくなります。

ハヤシライス（ハッシュドビーフ）

気血を補って余分な熱を取り、気の巡りをよくする

材料（4人分）

- 牛肉（薄切り）…250g
- 塩 ………… 小さじ1/2
- 胡椒 ……… 少々
- 玉葱 ……… 400g
- トマト（完熟）…1kg
- サラダ油 …… 大さじ2
- バター ……… 大さじ2
- 小麦粉 ……… 大さじ1+1/2
- 粉チーズ …… 適量
- パセリの葉 … 1本分

〈A〉
- 固形スープの素 …1個
- 醤油 ………… 小さじ2
- 砂糖 ………… 小さじ1
- 塩・胡椒 …… 適量
- ベイリーフ …… 1枚
- パセリの茎 …… 1本分

〈バターライス〉
- 米 …………… 2+1/2カップ
- バター ……… 大さじ1+1/2
- 塩 …………… 小さじ2/3
- 胡椒 ………… 適量
- セロリの茎 … 8cm
- 熱湯 ………… 450ml

1人分の栄養価
- 熱　　量：750kcal
- たんぱく質：24.3g
- 塩　　分：2.5g
- 食物繊維：4.0g

 薬膳の視点

- ◆ 牛肉は気血と脾を補います。気血両虚による虚弱・痩せ・腰膝のだるさ・夜間尿・頻尿、脾気虚による内臓下垂・疲れ・息切れ・めまい・むくみなどを改善します。
- ◆ 玉葱は気の巡りをよくし、弱っている脾の機能を高め、湿を取り除きます。消化を促進して、げっぷ・吐き気・胃もたれ・腹部の膨満感・食欲不振・腹脹・下痢などの症状を改善します。
- ◆ トマトは津液（正常な水分）を生じさせて、熱邪や肝熱による口渇・口苦を取ります。ゆっくり煮込むと寒性が緩和され、胃の調子を整えて、食欲不振・消化不良を改善します。
- ◆ バターは良い水分を生じさせ、肺と腸を潤します。虚弱・疲れ・微熱・寝汗・口渇・喀血・空咳・皮膚の乾燥・かゆみ・便秘を改善します。
- ◆ 胃もたれや慢性の下痢がある人にはあまり向かない料理です。
- ◆ できれば市販のスープの素ではなく、自家製のチキンスープや野菜スープを使うほうがよいでしょう。

作り方

① 牛肉は2cm幅に切り、塩・胡椒をする。
② 玉葱は薄切りにして、サラダ油とバターで飴色になるまでゆっくり炒める。
③ ❷に肉を加えて炒め、小麦粉を加えて、やや茶色になるまで炒める。
④ トマトは湯むきをして1cm角に切り、❸に加える。
⑤ 〈A〉を入れ、30分ほどゆっくり煮込む。
⑥ バターライスを器に盛り、❺をかける。好みでパセリのみじん切り、粉チーズを散らす。

〈バターライス〉

① 米は洗ってざるに上げておく。
② 鍋にバターを焦がさないように溶かし、米を入れ炒める。
③ 塩・胡椒を加え、熱湯とセロリを入れて炊く。

・普通に炊いたご飯にバター・塩・胡椒を加えてもよいでしょう。
・玉葱の炒め方がこの料理のおいしさの決め手となります。焦がさないようにしながら、鼈甲色になって油がにじんでくる程度までしっかり炒めましょう。

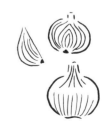

第 2 章

小麦の料理

小麦は、熱を取り、心気を養って精神を安定させます。
イライラを抑え、うつ・精神不安などの症状を改善します。
また脾胃の機能を強化し、
口渇・食欲不振・下痢などの症状を改善する働きもあります。
『本草綱目』では、小麦は五穀の中で最も貴重な穀物であるとされています。
秋に種を播き、冬に成長し、春に伸びて旺盛になり、
夏に実になって収穫されるので、一年にわたって四季の気を受けており、
寒・熱・温・涼の性質を持つものだからです。
『本朝食鑑』では、小麦は甘・微寒・無毒であるとされています。
また新鮮な小麦の性は熱で、
陳(ふる)い小麦の性は平和であると記載されています。

第2章 小麦の料理

● 本章で扱う主な食材の性質

食材	性・味	帰経	効能
小麦	涼・甘	心・脾・腎	清熱除煩・養心安神・補益脾胃
長葱	温・辛	肺・胃	発汗解表・散寒通陽・解毒散結
玉葱	温・辛・甘	脾・胃・肺・心	理気健脾・和胃消食
トマト	微寒・甘・酸	肝・脾・胃	清熱解毒・生津止渇・健胃消食
にんじん	平(微温)・甘	肺・脾・心	養血・潤燥明目・斂肺止咳・健脾化滞
セロリ(芹菜)	涼・甘・辛	肺・胃	清熱利尿・涼血止血
じゃが芋	平・甘	胃・大腸	補気健脾・和胃調中
ほうれん草	涼・甘・渋	胃・大腸・膀胱	養血止血・斂陰潤燥・清熱止渇
胡瓜	涼(寒)・辛・甘	脾・胃・大腸・小腸	清熱解毒・止渇・利水消腫・潤膚美容
にんにく	温・辛・甘	脾・胃・肺	健胃止痢・辛温散寒・止咳祛痰・殺虫
赤唐辛子	熱・辛	心・脾	温中散寒・健脾消食
マッシュルーム	平・甘・辛	肺・脾・胃	健脾補虚・宣肺止咳・透疹
牛肉	平(温)・甘	脾・胃	補脾胃・益気血・強筋骨
ハム	温・鹹	脾・胃	健脾開胃・生津益血・固精壮陽
鶏卵	平・甘	肺・心・脾・肝・腎	滋陰潤燥・清熱解毒・清咽開音・養血安神
卵黄	平・甘	脾・胃・心・腎・肺・肝	滋陰養血・潤燥熄風・健脾和胃
浅蜊	寒・甘・鹹	肝・腎・脾・胃	清熱化痰・潤燥止渇
バター	平・甘	心・肺・胃	補肺益胃・生津潤腸
生クリーム	平・甘	心・肺・胃	補肺益胃・生津潤腸・養血安神
チーズ	平・甘・酸	肺・肝・脾	養陰補肺・潤腸通便

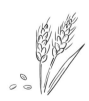

きつねうどん

精神を安定させ、体を温める

材料（4人分）

茹でうどん	4玉
油揚げ	2枚
長葱	1本
七味唐辛子	適宜

〈A〉
- 昆布と鰹のだし……50ml
- 砂糖……大さじ1
- 醤油……大さじ1
- みりん……大さじ1

〈かけ汁〉
- 昆布と鰹のだし……1,200ml
- 醤油……大さじ4
- みりん……大さじ2
- 塩……小さじ1/2

1人分の栄養価
- 熱　量：297kcal
- たんぱく質：9.8g
- 塩　分：3.8g
- 食物繊維：4.3g

薬膳の視点

◆ 長葱は体を温めて発汗させることで、発熱・悪寒を取り除きます。陽気を通すので、四肢・胸腹の冷えなどにも良いです。1本の葱と七味唐辛子とを合わせることで、小麦粉の涼性を緩和します。

◆ うどんの代わりに蕎麦を使うと、蕎麦には気の巡りをよくする力があるため、イライラや、うつ状態がある人にも勧められます。

作り方

① 油揚げを半分に切り、さらに対角線に三角に切り、〈A〉を加えてゆっくり弱火で15分ほど煮る。

② 葱は小口切りにして水にさらして絞る。

③ かけ汁の材料を合わせて火にかける。

④ 熱湯を通したうどんを温めた器に入れ、熱いかけ汁を注ぐ。上に油揚げと長葱を置き、好みで七味唐辛子をかける。

- 山芋をすってかけると、さらにおいしくなります。
- 野菜や肉などをだし汁で煮てから調味する煮込みうどんにすると、栄養バランスの良い食事になります。
- 汁はどうしても塩分が多くなりがちですが、具だくさんにすると、野菜に含まれるカリウムが塩に含まれるナトリウムを体から排出してくれます。

第2章 小麦の料理

トマトソースのスパゲティ

精神を安定させ、体を潤して熱を取る

材料（4人分）

スパゲティ … 320g	塩 …………… 小さじ1
トマト ……… 500g	胡椒 ………… 少々
にんにく …… 1片	ベイリーフ ……… 1枚
オリーブ油 … 大さじ2	パルメザンチーズ … 大さじ4
バジル ……… 3〜4枚	

1人分の栄養価

熱　　量：382kcal
たんぱく質：13.8g
塩　　分：1.5g
食物繊維：5.6g

薬膳の視点

◆ トマトは津液（正常な水分）を生じさせて、熱邪や肝熱による口渇・口苦を取ります。ゆっくり煮込むと寒性が緩和され、胃の調子を整えて、食欲不振・消化不良を改善します。

◆ 甘味の小麦と酸味のトマトを合わせると、滋陰（潤す）の効果が生じます。涼寒性で熱を取るので、夏の暑さによる水分不足に最も良い料理のひとつです。

作り方

① たっぷりの湯に1%の塩を加え、スパゲティを歯ごたえのある状態（アルデンテ）に茹で上げる。
② スパゲティにトマトソースをからめて器に盛り、パルメザンチーズをかける。

〈トマトソース〉
① トマトは皮を湯むきしてざく切りにする。水煮缶を使ってもよい。
② にんにくをみじん切りにしてオリーブ油で炒める。トマトを入れ、潰しながら煮る。バジル・ベイリーフ・塩・胡椒を加えて弱火で30分煮込む。

浅蜊のパスタ

精神を安定させ、体を潤して咳や痰を取る

材料（4人分）

フェデリーニ …… 320g　　浅蜊（殻つき）…… 500g

にんにく	2片	白ワイン	大さじ2
イタリアンパセリ	2本	塩・胡椒	適量
オリーブ油	大さじ2	赤唐辛子	1〜2本

1人分の栄養価
熱　　量：370kcal
たんぱく質：17.8g
塩　　分：2.8g
食物繊維：4.3g

薬膳の視点

- ◆ 浅蜊は寒性で熱を取り、黄痰・粘る痰、痰熱の咳を改善します。乾燥を防ぎ、臓腑を潤して、イライラ・口渇、空咳を改善します。
- ◆ 涼性の小麦と寒性の浅蜊を合わせると清熱効果が高まるので、暑い夏に向く料理です。また、暑がり、更年期障害のほてり・のぼせ、肺熱の咳・黄痰にも効果的です。
- ◆ 熱性の唐辛子は、暑がり、更年期ののぼせ・ほてりがある人には減量するか使わないようにします。

作り方
① 浅蜊は塩水に浸けて砂を吐かせておく。
② にんにくとイタリアンパセリはみじん切りにする。
③ フライパンにオリーブ油・にんにく・赤唐辛子（丸ごと）を入れ、火にかける。
④ にんにくが軽く色づいたら浅蜊を加え、鍋を振って返す。浅蜊が3〜4個口を開けたら白ワインを加え、蓋をする。浅蜊が全部口を開けたら、イタリアンパセリをからめて、塩・胡椒で味つけをする。唐辛子は取り除く。
⑤ 茹でたフェデリーニを合わせて、鍋を返して艶を出し器に盛る。

- スパゲティよりも細いフェデリーニを使います。
- 浅蜊のほかに、イカ・海老を加えるとペスカトーレ（漁師風）となります。
- 魚介類のパスタにはパルメザンチーズは使いません。

ボローニャ風ミートソースのマカロニ

気血を養い、余分な熱を取り除く

材料（4人分）

マカロニ	320g	ホールトマト（缶）	300g
牛赤身ひき肉	300g	玉葱	200g

にんじん …………150g	オリーブ油 ………大さじ2
セロリ ……………100g	バター …………20g
マッシュルーム（缶）…60g	パルメザンチーズ …大さじ3〜4
にんにく……………1片	塩・胡椒 …………適量
ベイリーフ …………1枚	ナツメグ …………少々
赤ワイン …………100ml	

1人分の栄養価
熱　　量：552kcal
たんぱく質：28.7g
塩　　分：1.7g
食物繊維：7.8g

第2章 小麦の料理

◆牛肉は気血と脾を補います。気血両虚による虚弱・痩せ・腰膝のだるさ・夜間尿・頻尿、脾気虚による内臓下垂・疲れ・息切れ・めまい・むくみなどを改善します。

◆にんじんは血を補い、血虚（血の不足）による目の疲れ・かすみ・視力低下を改善します。肺気を収斂し、咳を鎮めます。脾の機能を高めて消化を促進し、消化不良・食欲不振・便秘・下痢を緩和します。

◆気血不足には補気養血の働きがある牛肉をよく使います。マッシュルームやにんじんと合わせると補養の働きがさらに強まります。小麦には清熱とともに補養する働きもあります。玉葱の甘味と辛味により、おいしさが増し、気の巡りを促します。また清熱のトマトと乳製品を組み合わせることで体を滋養する働きが生じます。

作り方

① 玉葱・にんじん・セロリ・マッシュルームはみじん切りにする。
② フライパンに牛ひき肉を入れ弱火にかけ、水分を出す。水気がなくなったら強火にしてしっかり炒める。油分を捨てる。
③ 別鍋で玉葱・にんじん・セロリをオリーブ油で炒め、肉と合わせる。
④ にんにくを潰して加え、ワインとベイリーフを入れて5分煮る。
⑤ マッシュルームとホールトマト（汁ごと）を加え、弱火で1時間煮る。
⑥ 塩・胡椒・ナツメグで味を調える。
⑦ たっぷりの湯に塩を加え、マカロニをアルデンテ（歯ごたえがある程度）に茹でる。
⑧ フライパンにミートソースを入れて温め、マカロニ・バター・パルメザンチーズを合わせ、塩・胡椒で味を調えて器に盛る。

三色ニョッキの生クリーム和え

消化機能を高め、気血を滋養する

材料（4人分）

〈ニョッキ〉
- じゃが芋（男爵）……… 1kg
- 薄力粉……………… 250g（芋の1/4）
- 卵黄………………… 1個
- ほうれん草の葉の部分 … 50g
- トマトソース ………… 1/2カップ
- 塩 …………………… 小さじ1
- パルメザンチーズ …… 大さじ3

- 胡椒・ナツメグ
  ………………… 各少々
- 打ち粉 ……… 適量

〈ソース〉
- 生クリーム ……… 200g
- バター ……… 大さじ2
- にんにく……… 1片
- セージ ……… 4枚

1人分の栄養価
- 熱　　量：668kcal
- たんぱく質：13.9g
- 塩　　分：1.9g
- 食物繊維：2.7g

薬膳の視点

◆じゃが芋は気を補い、脾胃の機能を高めます。脾気虚による内臓下垂・疲れ・多汗・息切れ・むくみ・胃痛・吐き気・嘔吐・便秘などの症状を改善します。

◆ほうれん草は血を補い、体の乾燥を潤し、痩せ・目の乾燥・口渇・貧血・痔の出血を改善します。また肝熱による目赤・煩熱、腸と胃の熱による便秘などの症状を軽減します。便通をよくすることで痔の予防になります。

◆トマトは津液（正常な水分）を生じさせて、熱邪や肝熱による口渇・口苦を取ります。ゆっくり煮込むと寒性が緩和され、胃の調子を整えて、食欲不振・消化不良を改善します。

◆生クリームは津液を生じさせ、肺と腸を潤します。虚弱・疲れ・微熱・寝汗・口渇・喀血・空咳・皮膚の乾燥・かゆみ・便秘を改善します。

◆気を補うじゃが芋と、血を養うほうれん草を合わせて、気血の不足に対応します。

作り方

〈ニョッキ〉

① じゃが芋は皮ごとやわらかくなるまで蒸し、皮をむいてマッシャーで潰す。卵黄・小麦粉・塩・胡椒・ナツメグを加えてよく混ぜる。

② ほうれん草の葉は塩を入れた熱湯で茹でて、裏ごしする。

③ トマトソースを半量まで煮詰める。（トマトソースの作り方は44頁を参照）

④ ❶を3等分し、1/3量にはほうれん草、1/3量にはトマトソースを加え、残りの1/3

はそのまま使い、3色にする。
⑤ 打ち粉を使って、それぞれを直径1.5cmの棒状にして、2cmの長さに切る。手のひらで楕円形に成形し、フォークの背で軽く筋目をつける。
⑥ 鍋にたっぷりの湯を沸かし、5〜6分茹で、浮き上がったら穴あきレードルですくって器に盛る。ソース（セージバター）をかけ、パルメザンチーズを振る。

〈ソース〉
① 薄切りのにんにくとセージをバターで炒める。
② 色がついたら、にんにくを取り出し、生クリームを加える。

サンドイッチ

精神を安定させ、多様な具材の効能がある

材料（約4人分、3種類3組）

食パン ····· 12枚切り18枚

〈マヨネーズバター〉
　バター ····· 30g
　マヨネーズ ····· 大さじ1

〈卵サンド〉
　茹で卵 ····· 2個
　玉葱 ····· 20g
　マヨネーズ ····· 大さじ2

〈胡瓜サンド〉
　胡瓜 ····· 2本
　塩 ····· 小さじ1/4

　胡椒 ····· 少々
　マヨネーズ ····· 大さじ1

〈ハムサンド〉
　角ハム ····· 3枚
　（厚さ3〜4mm）
　レタス ····· 2枚
　溶きからし ····· 少々
　マヨネーズ ····· 大さじ1

〈付け合わせ〉
　胡瓜のピクルス・オリーブ・パセリなど ···· 適量

1人分の栄養価
熱　　量：535kcal
たんぱく質：18.7g
塩　　分：3.2g
食物繊維：0.7g

薬膳の視点

- 鶏卵は体を滋養し臓腑を潤して、微熱・口渇・空咳・声嗄れ・発声困難などを改善します。血を養って精神を安定させ、不眠・多夢・めまい・精神不安を緩和します。また胎動を安定させて流産を防止します。
- ハムは脾胃を温めて機能を高め、食欲不振・疲れやすい・めまいなどの症状を改善します。陽気を強壮にし、精力不足・インポテンス・遺精の症状をよくします。
- このサンドイッチは、虚弱体質・暑がり・精神不安のある人に勧めたい食

事ですが、胃腸が弱かったり、慢性下痢があったりする人には不向きです。

◆ 具材によってさまざまな「薬膳サンドイッチ」ができるので、まず目的をはっきりとさせます。元気をつけるなら鶏肉・じゃが芋・さつま芋・キャベツなど。貧血を改善するならにんじん・ほうれん草・イカ・タコ・干し葡萄など。冷え症なら海老・鮭・胡桃・松の実・独活・桂花など。暑がりなら鶏卵・帆立貝・トマト・胡瓜・百合根・チーズなどを選びます。

作り方

① マヨネーズバターを作る。バターを室温に置き、やわらかくしてマヨネーズと混ぜる。

② 卵ペーストを作る。茹で卵の殻をむき、きれいな布巾の上でみじん切りにしてボウルに入れ、玉葱のみじん切りとマヨネーズを加えて混ぜる。

③ 胡瓜はパンの長さに合わせて5mm厚さに縦切りにし、塩・胡椒を振っておく。

④ 3組のパンの内側になる面にそれぞれマヨネーズバターを塗る。

⑤ ラップを敷いた上に1組のパンをのせ、卵ペーストを挟む。

⑥ その上にもう1組のパンを置き、水気を取った胡瓜とマヨネーズを挟む。

⑦ さらにその上にもう1組のパンを置き、内側にからしを塗ってハム・マヨネーズ・水気を切ったレタスを挟む。

⑧ ラップで全体を包み上にまな板をのせ30分ほど置く。

⑨ 3種類を重ねたままパンの耳を切り落とし、固く絞ったぬれ布巾で包丁を拭きながら、食べやすい大きさに切る。

⑩ 器に盛りつけ、ピクルス・オリーブ・パセリなどを添える。

・サンドイッチ用のパンは焼きたてより1日ほど置いたもののほうがよいです。

ピッツァ・マルゲリータ

イライラやうつ状態を改善し、胃腸にも良い

材料（4人分）

〈生地〉（4台分）

強力粉	150g
薄力粉	150g
塩	小さじ1/2
オリーブ油	大さじ1

ぬるま湯	100ml
ドライイースト	6g
〈A〉ぬるま湯	大さじ4
砂糖	小さじ1/2

1人分の栄養価

熱　　量	438kcal
たんぱく質	15.7g
塩　　分	4.2g
食物繊維	1.7g

49

〈具材〉
トマトソース …大さじ2
モッツァレラチーズ …80g
パルメザンチーズ …大さじ4
バジル ……… 16枚
オリーブ油 …大さじ2

薬膳の視点

◆ 小麦は涼性ですが、ピッツァの台を発酵させて焼く過程で涼性が緩和されます。

◆ トマトは津液（正常な水分）を生じさせて、熱邪や肝熱による口渇・口苦を取ります。ゆっくり煮込むと寒性が緩和され、胃の調子を整えて、食欲不振・消化不良を改善します。

◆ チーズは良い水分を生じさせ、肺と腸を潤します。虚弱・疲れ・微熱・寝汗・口渇・喀血・空咳・皮膚の乾燥・かゆみ・便秘を改善します。

◆ バジルは『本草綱目』では「羅勒」と記され、温性・辛味で、調中消食（脾と胃の働きを調節して消化を促進する）・祛悪気・消水気の働きがあり、生で食べると効果が良いとされています。

◆ ピッツァは平和な性質で、材料の甘味と酸味が合わさって食欲を誘い、体を滋養します。上にのせる食材によって効能が変わります。

作り方

① 強力粉・薄力粉・塩を合わせる。
② 〈A〉を合わせ、5～10分置く。
③ ❶をボウルに入れ、中央をへこませ❷を入れ、半量のぬるま湯とオリーブ油を入れ指先で粉を少しずつ崩しながら混ぜていく。全体が混ざり合ったらよくこねる。
④ 様子をみて残りのぬるま湯を加え、耳たぶの固さになり手につかなくなったら、ぬれ布巾をかけて30～60分発酵させる。
⑤ 2倍に膨らんだら中央を押してガスを抜き、軽くこねる。
⑥ 4等分にして丸め、手のひらで広げる。
⑦ パイ皿にサラダ油を薄く塗り、❻を入れのばしていく。表面に刷毛でオリーブ油をさっと塗る。
⑧ トマトソースをのせ、モッツァレラチーズの薄切りを並べる。
⑨ バジルをちぎって散らし、パルメザンチーズを振りかける。
⑩ オリーブ油の残りをかけ250℃のオーブンで5分焼く。

・トマトソースの作り方は44頁を参照。
・代表的なピッツァのひとつで、サヴォイ王家の女王マルゲリータがナポリへ赴いたとき捧げられたと言われています。トマト・チーズ・バジルの三色はイタリアの国旗の色です。

第3章

卵の料理

鶏卵は体を滋養し臓腑を潤して、
微熱・口渇・空咳・声嗄れ・発声困難などを改善します。
血を養って、不眠・多夢・めまい・精神不安を緩和し、
胎動を安定させて流産を防止します。
バターや牛乳と合わせると滋養する効果がいっそう高まります。
『本草綱目』には、鶏卵は平性・甘味で、火熱による瘡瘍に効果があり、
心を鎮め、五臓を安らかにすると書かれています。
また、止驚安胎の働きがあり、
妊娠中の熱病や失声などにも良いとの記載があります。
卵白と卵黄の違いにも触れています。
卵白は甘・微寒・無毒で、目赤熱痛・心下の伏熱・
煩満・咳・小児の下痢・難産・胞衣不下などを治します。
卵黄は甘・温・無毒で、酢で煮て、産後の虚弱や下痢、
小児の発熱を治します。また煩熱・嘔吐・吐き気にも用います。
『本朝食鑑』には、卵の効果について
「予も試みたが尤も奇効があった」と書かれています。

第3章 卵の料理

●本章で扱う主な食材の性質

食材	性・味	帰経	効能
鶏卵	平・甘	肺・心・脾・肝・腎	滋陰潤燥・清熱解毒・清咽開音・養血安神
鶏肉	平(温)・甘	脾・胃	補中益気・補精添髄
椎茸	平・甘	胃・肝	補気益胃・托痘止血
三つ葉	温・辛	心・肺	祛風止咳・活血化瘀・解毒
生姜	温・辛	肺・脾・胃	発汗解表・温胃止嘔・温肺止咳・解魚蝦毒

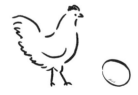

基本の卵料理6種

体を潤し、さまざまな食材と相性が良い

1. 茹で卵

1人分の栄養価
熱　　量：142kcal
たんぱく質：12.2g
塩　　分：0.4g
食物繊維：0g

材料（1人分）

卵 ………… 2個

作り方

① 固茹で卵：小鍋に卵がかぶる程度の水を入れ、沸騰したら火を弱めて卵を静かに入れ、12分茹でる。冷水に取る。

② 半熟卵：小鍋に卵がかぶる程度の水を入れ、沸騰したら火を弱めて卵を静かに入れ、3〜5分茹でる。

2. 目玉焼き

1人分の栄養価
熱　　量：153kcal
たんぱく質：12.2g
塩　　分：0.7g
食物繊維：0g

材料（1人分）

卵 ………… 2個	塩・胡椒 …… 少々
植物油 ….. 適量	

作り方

① 小さめのフライパンを温め、油をつけたキッチンペーパーで拭く。

② 卵を割り、フライパンの底に近づけて静かに落とす（中火）。

③ 卵白が少し白くなったら蓋をして、ごく弱火でゆっくり好みの固さになるまで火を通す。

④ 塩と胡椒を振って器に盛る。

3. スクランブルエッグ

1人分の栄養価
熱　　量：187kcal
たんぱく質：12.4g
塩　　分：1.0g
食物繊維：0g

材料（1人分）

卵 ………… 2個	塩・胡椒 …… 各少々
牛乳 ……… 小さじ1	バター ……… 大さじ1/2

作り方

① 小さめのボウルに卵を割り入れ、軽くほぐして牛乳・塩・胡椒を加える。

② フライパンを温めて、バターを焦がさない程度に溶かす。

③ 卵液を流し入れてゆっくりかき混ぜ、半熟程度に仕上げる。

- 調理直前に卵を割るか、割ってもかき混ぜないでおくとふっくらとしたものができます。オムレツの場合も同様です。
- フライパンは十分温めておき、適度の火力で手早く仕上げるようにします。

4. プレーンオムレツ

1人分の栄養価
熱　　量：187kcal
たんぱく質：12.4g
塩　　分：1.0g
食物繊維：0g

材料（1人分）

| 卵 ………… 2個 | 塩・胡椒 …… 各少々 |
| 牛乳 ……… 小さじ1 | バター ……… 大さじ1 |

作り方

① 小さめのボウルに卵を割り入れ、牛乳・塩・胡椒を加えて焼く直前に混ぜる。
② フライパンを温めて、バターを焦がさないように溶かす。
③ 十分に温まったら❶を流し入れ、かき混ぜながら火を通し、形を整える。
④ 中は半熟で表面には薄く焦げ色がつく程度に仕上げる。

- 好みでチーズ・玉葱・ピーマン・マッシュルームなどを入れてもよいです。

5. だし巻き卵（厚焼き卵）

1人分の栄養価
熱　　量：163kcal
たんぱく質：9.2g
塩　　分：0.8g
食物繊維：0g

材料（2人分）

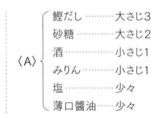

卵 ………… 3個
サラダ油 …… 適量

〈A〉
- 鰹だし ……… 大さじ3
- 砂糖 ………… 大さじ2
- 酒 …………… 小さじ1
- みりん ……… 小さじ1
- 塩 …………… 少々
- 薄口醤油 …… 少々

作り方

① 卵を割りほぐし、〈A〉を加える。
② 卵焼き器を十分温め、油を引いて卵液の1/3ほどを流し入れる。
③ 固まってきたら菜箸で巻くようにしてまとめ、手前に寄せる。
④ 再び油を引いて、残りの1/2の卵液を流し入れ、焼けた卵の下に入るようにする。表面が固まらないうちに再び巻いていく。
⑤ 同様に残りの卵液を流し入れて巻き上げ、形を整える。きれいに仕上げたいときは巻きすで巻いておくとよい。

- 砂糖の量は好みや目的によって変えます。
- 卵は使う前に早めに溶いておくと卵黄と卵白がよく混ざってむらができません。
- 油はできるだけ薄く引くと表面がなめらかに仕上がります。

> 6. 錦糸卵（薄焼き卵）

1枚分の栄養価
熱　　量：147kcal
たんぱく質：12.2g
塩　　分：0.4g
食物繊維：0g

材料（約4枚分）

卵 ………… 2個　　酒 ………… 小さじ1
塩 ………… 少々　　油 ………… 適量

作り方

① 卵は早めに溶き、塩と酒を加えよく混ぜる。
② フライパンを弱火でゆっくり温め、サラダ油をできるだけ薄く引き、卵液1/4を流し入れて手早く鍋を回して薄くのばす。
③ 卵の色が変わったら裏返し、焦がさないように仕上げる。
④ 目的に合わせた幅に切る。

・卵液を入れるとき、ジュッと音がする程度にフライパンを温めておくとよいです。

茶碗蒸し

体を潤し、気血を補う

材料（4人分）

卵（L玉）……… 2個
　　　　　（正味110g）
鶏肉 ………… 40g
　酒・醤油 …各少々
生椎茸 ……… 2枚
三つ葉 ……… 10g

〈A〉
昆布と鰹の濃いだし
　……… 約400ml
　　（卵の3.5倍）
みりん ……… 小さじ2
塩 ………… 小さじ1/2
醤油 ……… 小さじ1/3

1人分の栄養価
熱　　量：65kcal
たんぱく質：5.8g
塩　　分：0.8g
食物繊維：0.3g

薬膳の視点

◆ 滋陰（体を潤す）の卵、補気の椎茸、益気養血の鶏肉が合わさって体を強壮にします。
◆ やわらかいので、特に子どもや高齢者に良い料理です。

作り方

① 鶏肉は薄めのそぎ切りにして、酒と醤油をからめて下味をつけておく。
② 椎茸は石づきを取り、4つに切る。
③ 三つ葉は茎を3cmの長さに切り、葉はそのままにしておく。

④ ボウルに卵を割り入れてよくほぐし、〈A〉を加えて、万能こし器を通す。
⑤ 器に、鶏肉・椎茸・三つ葉を入れ、卵液を入れる。泡ができたら取り除いておく。
⑥ 蒸気の上がった蒸し器に並べ、蓋をして強火で3分、ごく弱火にして12分加熱する。
⑦ 竹串を刺して透明な汁が出れば蒸し上がり。敷き皿や懐紙などにのせてすすめる。

- 肉類や魚、海老などは下味をつけておくことで、生臭さが取れます。
- 火が強すぎたり、加熱時間が長すぎたりすると、すができるので気をつけましょう。

むら雲汁（かき玉汁）
体を潤し、元気にする

材料（4人分）

昆布と鰹のだし …700ml	塩 ………… 小さじ2/3
卵 ……………… 2個	醤油 ……… 少々
生椎茸 ………… 2枚	〈水溶き片栗粉〉
三つ葉 ………… 15g	片栗粉 …小さじ1
生姜の絞り汁 …少々	水 ……… 小さじ1

1人分の栄養価

熱　　量：37kcal
たんぱく質：3.3g
塩　　分：0.9g
食物繊維：0.4g

薬膳の視点

◆ だしがベースの料理です。だしに用いる材料には、寒性の昆布（清熱化痰）、平性の鰹節と椎茸（ともに補気）、温性の煮干し（補気）があります。薬膳料理では、求める効能によって材料を使い分けるようにします。

◆ 椎茸は気を補い、胃の調子を整えます。脾胃虚弱の食欲不振・胃痛・げっぷ・嘔吐などの症状を緩和します。滋陰潤燥の働きがある卵と合わせると、イライラ・微熱・ほてりなどの不調を除き、体が元気になります。

作り方

① 三つ葉は約3cmの長さに切る。卵は割りほぐしておく。
② 生椎茸は軸を取って薄切りにし、塩を入れただし汁に入れ、煮立ったら水溶き片栗粉を入れてとろみをつける。
③ 熱くした汁に卵を流し入れ、ひと煮立ちさせて三つ葉と醤油を入れて火を止める。
④ 椀に盛り、吸い口につゆ生姜を落とす。

- つゆ生姜は、生姜をおろして絞った汁のことで、吸い口や香りづけに用います。
- かき玉汁の場合は、箸でだしをかきまぜながらよく溶いた卵液を30cmほどの高さから細く流し入れるようにします。

第 4 章

豆と豆腐の料理

『本草綱目』に、大豆には黒・白・黄・褐・青・斑など、
多くの種類があると記載されています。
黒い豆は「烏豆」といって、
薬にもなり食材にもなるもので、「豉」の原料となります。
黄色の豆は黄豆(大豆)で、油が採れ、醤や豆腐が作られます。
豆腐の性味は、寒・甘・鹹で、寛中益気・和脾胃・消脹満・
下大腸濁気・清熱散血の働きがあります。
豆腐を使った料理は、体の熱を冷ましながら虚弱を補います。
『本朝食鑑』では、大豆は甘・温、黒大豆・赤小豆・緑豆・
豌豆・大角豆・刀豆は甘・平であるとしています。

●本章で扱う主な食材の性質

食材	性・味	帰経	効能
大豆	平・甘	脾・胃・大腸・肺	健脾利尿・益胃寛中・潤燥
豆腐	寒・甘	脾・胃・大腸	清熱解毒・益気和中・生津潤燥
うずら豆	平・甘	脾・胃	補気健脾化湿・消暑和中
さやえんどう	平・甘	脾・胃	和中下気・祛湿利尿・解毒・補中益気
にんじん	平(微温)・甘	肺・脾・心	養血・潤燥明目・斂肺止咳・健脾化滞
牛蒡	寒(平)・苦	肺・胃	清熱祛風・利水消腫
大根	涼・辛・甘	肺・胃・脾	順気消食・下気寛中・清化熱痰・散瘀止血
白菜	平(微寒)・甘	胃・大腸	清熱除煩・通利腸胃
長葱	温・辛	肺・胃	発汗解表・散寒通陽・解毒散結
筍	寒・甘・微苦	胃・肺・大腸	清熱化痰・解毒透疹・滑腸通便・利水消腫
蒟蒻	寒・甘・辛	肺・脾・胃・大腸	清熱解毒・消腫散結・通便
三つ葉	温・辛	心・肺	祛風止咳・活血化瘀・解毒
生姜	温・辛	肺・脾・胃	発汗解表・温胃止嘔・温肺止咳・解魚蝦毒
にんにく	温・辛・甘	脾・胃・肺	健胃止痢・辛温散寒・止咳祛痰・殺虫
花椒	温(熱)・辛(小毒)	脾・胃・腎	温中散寒止痛・燥湿除痹・殺虫
唐辛子(豆瓣醬)	熱・辛	心・脾	温中散寒・健胃消食
椎茸	平・甘	胃・肝	補気益胃・托痘止血
なめこ	平・甘	胃・肝	補気益胃・托痘止血
木耳	平・甘	肺・胃・大腸	涼血止血・潤肺益胃・利腸通便
わかめ(昆布)	寒・鹹	肺・肝・胃・腎	軟堅消痰・利水消腫
豚肉	平(寒)・甘・鹹	脾・胃・腎	滋陰潤燥・益気
鶏肉	平(温)・甘	脾・胃	補中益気・補精添髄
鶏卵	平・甘	肺・心・脾・肝・腎	滋陰潤燥・清熱解毒・清咽開音・養血安神

食材	性・味	帰経	効能
牛肉	平(温)・甘	脾・胃	補脾胃・益気血・強筋骨
鰹	平・甘	腎・脾	補腎益精・健脾利尿
鰯	温・甘	脾	補益気血
味噌	寒・鹹	—	除熱・止煩満・解百薬及熱湯火毒
砂糖	平・甘	脾・肺	潤肺生津・補中益気・緩急止痛

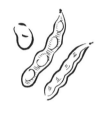

第4章 豆と豆腐の料理

茹で大豆
利尿によってむくみを改善する

材料
大豆 …… 2カップ
塩 ……… 小さじ1
熱湯 …… 800ml

全量の栄養価
熱　　量：952kcal
たんぱく質：86.5g
塩　　分：5g
食物繊維：55g

- ◆ 大豆は弱っている脾胃の働きを高め、疲れ・痩せなどを改善します。利尿作用もあるので、むくみ・めまい・脹満・妊娠中毒症などに効果があります。
- ◆ 消化しにくいこともあり、食べすぎると痰湿が生じて咳嗽を引き起こすので注意が必要です。

作り方
① 大豆を軽く洗って水を切り、塩を加えた熱湯に入れて冷めるまで約1時間置く。
② 鍋を火にかけ、沸騰したら弱火にして15～20分間煮て火を止める。冷めるまで置く。

・ サラダ、麺類のトッピング、付け合わせ、炊き込みご飯、炒め物、かき揚げなど、利用範囲が広いので、基本分量で作り置きしておくと便利です。

五目豆
「補う」と「除く」の絶妙なバランス

材料（4人分）
大豆 ……… 1カップ（140g）
　熱湯 …… 400ml
　塩 ……… 小さじ1/2
にんじん … 80g
牛蒡 ……… 60g
蒟蒻 ……… 1/2枚
昆布（10cm角）… 1枚
干し椎茸 ………… 3枚
砂糖 …………… 大さじ3
みりん ………… 大さじ2
醤油 …………… 大さじ1+1/2

1人分の栄養価
熱　　量：196kcal
たんぱく質：13.0g
塩　　分：1.2g
食物繊維：13.3g

- ◆大豆は弱っている脾胃の働きを高め、疲れ・痩せなどを改善します。利尿作用もあるので、むくみ・めまい・脹満・妊娠中毒症などに効果があります。
- ◆椎茸は気を補い、胃の調子を整えます。脾胃虚弱の食欲不振・胃痛・げっぷ・嘔吐などの症状を緩和します。
- ◆にんじんは血を補い、血虚（血の不足）による目の疲れ・かすみ・視力低下を改善します。肺気を収斂し、咳を鎮めます。脾の機能を高めて消化を促進し、消化不良・食欲不振・便秘・下痢を緩和します。
- ◆昆布は鹹味・寒性で、腫塊（腫れやできもの）・痛みなどを取り除きます。水の排泄をよくし、むくみ・脚気があるときにも用います。しかし、脾胃の冷え・痛みのために下痢気味になっているなど、脾胃の虚寒証があるときには用いません。
- ◆蒟蒻は寒性で熱を冷まします。口渇・便秘を改善し、腫塊（腫れやできもの）を取り除きます。
- ◆牛蒡は、外感寒熱の汗、中風による顔のむくみ、咳、消渇（糖尿病など）、できもの、便秘などの症状を改善します。
- ◆大豆・椎茸・にんじんの「補う」力と、昆布・蒟蒻・牛蒡の「除く」力の組み合せはプラスマイナスゼロになるので、目的の効能に合うように材料の分量を加減してください。
- ◆脾胃虚弱の場合には、砂糖の用量を減らします。甘味の摂りすぎで脾胃の働きが低下することがあります。

作り方

① 大豆は洗って塩と熱湯を加え、蓋をしてそのまま冷めるまで置く。
② 鍋を火にかけ、豆がやわらかくなるまで茹でて火からおろし、そのまま放置する。
③ 昆布は5mm角に切り、水に浸ける。
④ 椎茸は戻して軸を除く。
⑤ 野菜と蒟蒻は1cm角に切る。牛蒡は酢水に放す。
⑥ 大豆に昆布を浸け汁ごと加え、野菜類も加えて10分煮る。
⑦ 砂糖とみりんを加えて7〜8分煮たあと、醤油を加えて2〜3分煮る。

第4章 豆と豆腐の料理

さやえんどうの青煮

気の巡りをよくして、消化機能を高める

材料（4人分）
- さやえんどう ……100g
- 昆布と鰹のだし …50ml
- 砂糖 …………………小さじ1＋1/2
- 塩 ………小さじ1/6
- 醤油 ……数滴

1人分の栄養価
- 熱　　量：9kcal
- たんぱく質：0.8g
- 塩　　分：0.3g
- 食物繊維：0.8g

薬膳の視点
◆さやえんどうは、気の巡りを促進し、胃の調子を整えます。食欲不振・嘔吐・下痢・足がつるなどの症状を改善します。利尿作用によって体内の余分な水分を排泄させ、水虫・吹き出物・外傷の腫れをよくします。

作り方
① さやえんどうの筋を取り、塩を入れた熱湯でさっと茹でる。
② 鍋にだし汁と調味料を入れ、沸騰したら、さやえんどうを加えて2～3分煮る。
③ 火を止めて、鍋ごと冷やす。

うずら豆の煮物

消化機能を高める

材料（8人分）
- うずら豆 ……300g
- 熱湯 ………800ml
- 塩 …………小さじ1
- 砂糖 ………150g
- 醤油 ……小さじ1/2

1人分の栄養価
- 熱　　量：154kcal
- たんぱく質：2.5g
- 塩　　分：0.6g
- 食物繊維：2.2g

薬膳の視点
◆うずら豆は、いんげん豆の一種で、効能は似ています。脾胃の機能を高め、湿邪・暑邪を取り除き、無気力・食欲不振・口渇・体の重たい感じ・腹部

の脹満・胃もたれ・口中の粘る感じ・下痢などの症状を改善します。
◆ 砂糖は肺を潤し、体内の津液（正常な水分）を作り出す働きがあります。しかし、脾胃の機能を低下させ、胃もたれや食欲不振を起こすことがあるので、うずら豆の効果を期待する場合は、できるだけ砂糖の量を減らすようにしましょう。

作り方
① うずら豆はよく洗い、塩を入れた熱湯に浸けて、冷めるまで置いてから火にかける。沸騰したらアクをていねいに取る。
② アルミ箔を落とし蓋にして、強めの弱火で煮る。常に茹で汁が豆にかぶるように水を補いながら、十分やわらかくなるまで煮る（約1時間）。
③ 砂糖を加え、落とし蓋をして20分ほど煮る。
④ 最後に醤油を加えて火を止め、そのまま半日ほど置いて味を含ませる。
・豆は煮るのに時間がかかるので、一回に多めに作っておくと便利です。

豆腐とわかめの味噌汁

体の余分な熱を取る

材料（4人分）

豆腐	100g	長葱	10g
煮干しのだし	700ml	味噌	45g
わかめ	20g		

1人分の栄養価
熱　　量：46kcal
たんぱく質：3.2g
塩　　分：1.5g
食物繊維：1.0g

薬膳の視点

◆ 豆腐は熱を取り、わかめは利尿作用によって熱を尿から排泄させます。
◆ 味噌は寒性で同じく熱を取ります。合わせると清熱の働きが強くなります。
◆ 煮干し（鰯）には補気養血の働きがあります。
◆ 晩春から初秋の暑い時期に適した料理です。かぜのときの寒気のない発熱、のどの痛みに良い汁物です。冷製にするとその効果がいっそう高まります。

作り方

① 豆腐は1cmのさいの目切り、わかめは3cm、長葱は小口切りにする。
② だしを火にかけ、温まったら、豆腐とわかめを加え、味噌を溶いて加える。
③ 長葱を加え沸騰直前に火からおろして椀に盛る。

・味噌を加えてから沸騰させると味噌の香りがなくなるので注意しましょう。

揚げ出し豆腐

余分な熱を取り、食欲を増す

材料（4人分）

木綿豆腐 …………2丁	さらし葱 ……20g
醤油 ……………適量	削り鰹 ………適量
片栗粉（小麦粉）…適量	〈かけ汁〉
揚げ油 …………適量	昆布だし …200ml
大根おろし ………80g	醤油 ………大さじ2
おろし生姜 ………15g	みりん ……大さじ2

1人分の栄養価

熱　　量：230kcal
たんぱく質：14.2g
塩　　分：1.5g
食物繊維：2.4g

薬膳の視点

◆豆腐は熱邪や毒を取り除き、むくみ・麻疹・皮疹・吐血などの症状を改善します。津液（正常な水分）を生じさせて乾燥を防ぎ、潤いを与え、口渇・便秘を解消します。

◆大根は肺気と胃気を降ろして巡らせ、消化不良を解消します。腹部の脹満・げっぷ・嘔吐・吐き気・下痢・便秘を改善します。また熱痰を取り除き、肺熱の咳・痰多・痰黄・声嗄れを改善します。。

◆生姜と葱を加えることで、豆腐と大根の寒涼性が少し緩和されます。

◆豆腐の寒性は、揚げるという調理方法によって少し緩和されますが、やはり体を冷やす力が強いので、冷え症や胃腸の弱い人、下痢のときには向かない料理です。

作り方

① 豆腐はペーパータオルに包み、斜めに置いたまな板にのせ、重石をして水分を10%程度減らす。
② 豆腐を4等分し、竹串で数カ所に穴をあけ、刷毛で全面に醤油を塗る。

③ 紙またはラップの上に粉をこんもりと取り、豆腐1切れをのせ、紙を持って粉を全面にまぶしつけ、余分な粉を落としすぐ揚げる。
④ 185〜190℃で2分、薄く色づくまで揚げる。
⑤ 器に盛り、ひと煮立ちさせたかけ汁をかけ、上にさらし葱、削り鰹を置く。大根おろし、おろし生姜を手前に添える。

豆腐のなめこあんかけ

熱を取り、脾胃の働きを高める

材料（4人分）

豆腐 ………… 2丁	〈B〉｛ 昆布と鰹のだし…300ml / 醤油 …… 大さじ2＋1/2 / 砂糖 …… 大さじ1
なめこ ……… 200g	
三つ葉 ……… 30g	
生姜 ………… 20g	〈水溶き片栗粉〉
〈A〉｛ 水 …… 800ml / 塩 …… 小さじ1 / 醤油 … 大さじ2	片栗粉 ……… 大さじ1＋1/2 / 水 ………… 大さじ2

1人分の栄養価
熱　量：179kcal
たんぱく質：14.4g
塩　分：2.6g
食物繊維：3.9g

◆ 豆腐は熱邪や毒を取り除き、むくみ・麻疹・皮疹・吐血などの症状を改善します。津液（正常な水分）を生じさせて乾燥を防ぎ、潤いを与え、口渇・便秘を解消します。
◆ なめこはきのこ全般と同様に、気を補い、胃の機能を高めます。脾胃虚弱の食欲不振・胃痛・げっぷ・嘔吐などの症状を改善する働きがあります。
◆ 豆腐となめこを合わせると、虚弱と体の水分不足に効果的です。
◆ 生姜と三つ葉は体を温める働きで豆腐の寒性を和らげます。

作り方

① 鍋に〈A〉を入れ煮立て、豆腐を半分に切って入れる。ごく弱火にして5分したら火を止める。
② なめこに石づきがついている場合は取り、さっと洗っておく。三つ葉は約3cmの長さに切る。生姜は皮をむいてすりおろす。
③ 別鍋に〈B〉を合わせて火にかけ、沸騰したら水溶き片栗粉を一気に入れてとろみ

をつける。なめこを加え再び沸騰したら火を止め三つ葉を加える。
④ 豆腐の水気を切り、深めの器に盛り❸のあんをたっぷりかける。上におろし生姜をのせる。
・豆腐は強火で沸騰させるとすが立って味が悪くなるので気をつけます。

豆腐入り肉団子の煮込み

体を潤し、熱を取って便通をよくする

材料（4人分）

- 豚ひき肉 ………300g
- 豆腐（木綿）……1/2丁
- 卵 ………………1個
- 干し椎茸 ………4枚
- 筍 ………………100g
- 白菜 ……………300g
- 長葱 ……………20g
- 生姜 ……………5g
- 片栗粉 …………大さじ2
- 揚げ油 …………適量

〈A〉
- 酒 ………大さじ1
- 醬油 ……小さじ1/2
- 塩 ………小さじ1/3

〈B〉
- 醬油 ……大さじ1+1/2
- 酒 ………大さじ1
- 砂糖 ……小さじ1
- 塩 ………小さじ1/4
- 胡椒 ……少々

〈スープ〉
- 固形スープの素…1個
- 水 ………………600ml

〈水溶き片栗粉〉
- 片栗粉 …………大さじ1/2
- 水 ………………大さじ1/2

1人分の栄養価
- 熱　　量：350kcal
- たんぱく質：20.2g
- 塩　　分：1.7g
- 食物繊維：3.8g

薬膳の視点

- ◆ 豚肉は体を滋養し臓腑を潤して、熱病による口渇・空咳・便秘・乳汁不足などの症状を改善します。
- ◆ 豆腐は熱邪や毒を取り除き、むくみ・麻疹・皮疹・吐血などの症状を改善します。津液（正常な水分）を生じさせて乾燥を防ぎ、潤いを与え、口渇・便秘を解消します。
- ◆ 椎茸は気を補い、胃の機能を高めます。脾胃虚弱の食欲不振・胃痛・げっぷ・嘔吐などの症状を改善する働きがあります。
- ◆ 白菜は肺熱の発熱・咳・口渇・便秘を改善します。
- ◆ 筍は熱を冷まして痰を取り除き、痰熱の咳・胸の痞え・口渇・食べすぎによ

る腹脹に効果があります。また麻疹・便秘を改善します。
- ◆この料理は熱を取り除くので、食欲旺盛で冷たい水を好み、にきび・暑がり・のぼせ・便秘がある人に勧めたい一品です。
- ◆できれば市販のスープの素ではなく、自家製のチキンスープや野菜スープを使うほうがよいでしょう。

作り方
① 豆腐は水気を少し切り、ボウルの中で崩してひき肉とよく混ぜる。
② 溶き卵と〈A〉を加え、粘りが出るまでよく混ぜて片栗粉を加える。
③ 大きな団子4つに丸め、熱めの油で表面が色づくまで揚げる（中は生でもよい）。
④ 椎茸はそぎ切り、白菜は大きめに切る。長葱は1cmに切る。筍と生姜は薄切りにする。
⑤ 深めの鍋にスープ・長葱・生姜と〈B〉の合わせ調味料を入れたところに、肉団子・椎茸・筍・白菜の茎を入れ、火にかける。煮立ったら火を弱めてアクをすくい、30分ほど煮る。白菜の葉先も加え、やわらかくなるまで煮る。
⑥ 器に肉団子を盛り、煮汁に水溶き片栗粉を加えとろみをつけて、上からかける。

・水溶き片栗粉の量は煮汁の残り方によって加減します。

麻婆豆腐
食欲を増し、発汗を促す

材料（4人分）

豆腐	2丁
牛ひき肉	150g
長葱	60g
にんにく	5g
生姜	10g
サラダ油	大さじ2
豆板醤	小さじ2
スープ	50ml
片栗粉	大さじ1/2～1
胡麻油	小さじ1
花椒粉（カショウ）	小さじ1/2

〈A〉
- 醤油 …… 大さじ2
- オイスターソース …… 大さじ1
- 紹興酒 …… 大さじ1
- 豆豉（トウチ） …… 大さじ1

1人分の栄養価
- 熱　量：331kcal
- たんぱく質：20.3g
- 塩　分：1.8g
- 食物繊維：2.6g

薬膳の視点　◆豆腐は熱邪や毒を取り除き、むくみ・麻疹・皮疹・吐血などの症状を改善し

ます。津液（正常な水分）を生じさせて乾燥を防ぎ、潤いを与え、口渇・便秘を解消します。

◆牛肉は気血と脾を補います。気血両虚による虚弱・痩せ・腰膝のだるさ・夜間尿・頻尿、脾気虚による内臓下垂・疲れ・息切れ・めまい・むくみなどを改善します。

◆唐辛子は脾胃を温め、寒邪を取り除き、腹部の冷痛・胸背の冷え・痛みを取ります。脾の機能を高め、消化を促進し、食欲不振・消化不良を改善します。

◆にんにく・生姜は脾胃の機能を高め、食欲不振・消化不良・下痢を改善します。寒さを取るので、冬のかぜに用います。

◆花椒は脾胃を温め、寒邪を取り除き、腹部の冷え・嘔吐・下痢、関節や筋肉の冷え・麻痺などを緩和します。経絡を温め、生理痛・脾胃の寒湿による痛み、四肢の痛みなどを取り除きます。

◆このレシピは日本風にアレンジしてあります。本場の麻婆豆腐は、豆板醤・唐辛子・花椒・にんにく・長葱・生姜をもっと大量に使うので、豆腐の寒性を抑えます。ストレスや冷え症を改善したいときには、香辛料の分量を増やしてください。

作り方

① 豆腐は2cm角に切る。

② 長葱は粗みじん、にんにく・生姜はみじん切り、豆豉は粗切りにする。

③ 中華鍋を温め、油を入れて肉を炒める。香ばしい香りが出るまで十分炒める。

④ 長葱・にんにく・生姜を加えて炒め、さらに豆板醤を加えて香りを出す。

⑤ 〈A〉の合わせ調味料を加え、スープを入れる。

⑥ 豆腐を軽く熱湯に通してざるに上げ、水気を切って❺に加える。中火で3～4分煮る。

⑦ 水溶き片栗粉でとろみをつけ、胡麻油・花椒粉を加える。

・豆腐は木綿でも絹ごしでも可。使用直前に熱湯を通しざるに上げてすぐに使います。豆腐を入れたら崩さないように注意深く混ぜます。

・肉の炒め方がおいしさを決める大きな要素のひとつです。

・豆豉と花椒は中華材料ですが、味を決める大事なものなので、ぜひ使ってみてください。

炒り豆腐

熱を取り、気血を補う

材料（4人分）

豆腐（木綿）……1丁	酒……………少々
鶏肉…………100g	油…………大さじ2
にんじん………100g	〈A〉砂糖……大さじ1
牛蒡……………80g	醬油……大さじ2+1/2
木耳……………2g	みりん…大さじ1
長葱……………80g	

1人分の栄養価
熱　　量：216kcal
たんぱく質：13.2g
塩　　分：1.4g
食物繊維：3.6g

◆ 豆腐は熱邪や毒を取り除き、むくみ・麻疹・皮疹・吐血などの症状を改善します。津液（正常な水分）を生じさせて乾燥を防ぎ、潤いを与え、口渇・便秘を解消します。寒性の牛蒡と一緒に使うことでより効果が高まります。

◆ 鶏肉は精気（生命活動の基礎となる物質）を補い、脾胃の機能を高めます。虚弱体質や、めまい・疲れ・四肢の無気力・痩せ・多汗・食欲不振・産後の乳汁不足などの症状を改善します。

◆ 鶏肉と長葱の温性は、豆腐と牛蒡の寒性をある程度緩和しますが、豆腐と牛蒡の分量が多いので、暑がりやほてりのある人に向く料理です。よく加熱すれば冷え症の人でも食べられます。

作り方

① 豆腐は粗くほぐしてさっと茹で、布巾を敷いたざるに上げて自然に水を切る。

② 鶏肉は7mmの角切りにして酒をまぶしておく。

③ 牛蒡はささがきにして水にさらす。木耳は水で戻して細い千切り、にんじんは3cmの千切り、長葱は薄い小口切りにする。

④ 鍋に油を熱し、鶏肉・牛蒡・にんじん・木耳を炒める。

⑤ 牛蒡がしんなりしたら豆腐を加えほぐし、〈A〉の合わせ調味料を入れて強火で水気がなくなるまで炒る。長葱を散らして火を止める。

第 5 章

鶏肉の料理

鶏肉は、精気（生命活動の基礎となる物質）を補い、
脾胃の機能を高めます。
虚弱体質や、めまい・疲れ・四肢の無気力・痩せ・
多汗・食欲不振・産後の乳汁不足などの症状を改善します。
『本草綱目』では、
鶏肉は虚弱や消痩を改善する最も重要な食材として、
食治の処方によく用いられています。
『本朝食鑑』には、鶏と烏骨鶏について記載されています。
五色ある鶏のうち黄色の鶏だけが脾胃に入り、
「その治用は最も験（きき）めがある」と書かれています。

●本章で扱う主な食材の性質

食材	性・味	帰経	効能
鶏肉	平(温)・甘	脾・胃	補中益気・補精添髄
鶏レバー	温・甘・苦	肝・腎	補血柔肝明目・補腎
卵白	涼・甘	肺・心・脾・肝・腎	清肺利咽・清熱解毒
大豆	平・甘	脾・胃・大腸・肺	健脾利尿・益胃寛中・潤燥
さやえんどう	平・甘	脾・胃	和中下気・祛湿利尿・解毒・補中益気
とうもろこし	平・甘	脾・肝・腎・大腸・胃	清熱利湿・健脾益肺・調中利尿
蒟蒻	寒・甘・辛	肺・脾・胃・大腸	清熱解毒・消腫散結・通便
にんじん	平(微温)・甘	肺・脾・心	養血・潤燥明目・斂肺止咳・健脾化滞
蓮根	寒・甘	心・脾・胃	涼血散瘀・清熱生津・健胃開胃・養血生肌・止瀉
牛蒡	寒(平)・苦	肺・胃	清熱祛風・利水消腫
長葱	温・辛	肺・胃	発汗解表・散寒通陽・解毒散結
セロリ (芹菜)	涼・甘・辛	肺・胃	清熱利尿・涼血止血
ピーマン	熱・辛	心・脾	温中散寒・開胃消食
トマト	微寒・甘・酸	肝・脾・胃	清熱解毒・生津止渇・健胃消食
韮	温・辛	肝・胃・腎	温陽解毒・下気散血・宣痺止痛
にんにく	温・辛・甘	脾・胃・肺	健胃止痢・辛温散寒・止咳祛痰・殺虫
生姜	温・辛	肺・脾・胃	発汗解表・温胃止嘔・温肺止咳・解魚蝦毒
香菜	温・辛	肺・胃	発汗透疹・消食下気
唐辛子	熱・辛	心・脾	温中散寒・健脾消食
ローズマリー	温・辛	―	健胃・発汗・気機強化・血行促進
カシューナッツ	平・甘	肺	潤肺化痰・止渇・除煩
椎茸	平・甘	胃・肝	補気益胃・托痘止血
酒	温・辛・甘・苦	心・肝・肺・胃	行気活血・散寒止痛

炒り鶏（筑前煮）

気血を補い、熱を冷まして便通を促す

材料（4人分）

鶏もも肉	200g
にんじん	100g
蓮根	100g
牛蒡	100g
干し椎茸	4枚
蒟蒻	1/2枚
さやえんどう	20g
サラダ油	大さじ2
昆布と鰹のだし	400ml

〈A〉
- みりん……大さじ1
- 醬油……大さじ1

〈B〉
- 酒………大さじ3
- みりん……大さじ3
- 醬油……大さじ2＋1/2
- 砂糖……大さじ2＋1/2

1人分の栄養価

- 熱　　量：164kcal
- たんぱく質：12.9g
- 塩　　分：0.5g
- 食物繊維：3.0g

薬膳の視点

- ◆鶏肉は精気（生命活動の基礎となる物質）を補い、脾胃の機能を高めます。虚弱体質や、めまい・疲れ・四肢の無気力・痩せ・多汗・食欲不振・産後の乳汁不足などの症状を改善します。

- ◆にんじんは血を補い、血虚（血の不足）による目の疲れ・かすみ・視力低下を改善します。肺気を収斂し、咳を鎮めます。脾の機能を高めて消化を促進し、消化不良・食欲不振・便秘・下痢を緩和します。

- ◆椎茸は気を補い、胃の調子を整えます。脾胃虚弱の食欲不振・胃痛・げっぷ・嘔吐などの症状を緩和します。

- ◆牛蒡は、外感寒熱の汗、中風による顔のむくみ、咳、消渇（糖尿病など）、できもの、便秘などの症状を改善します。

- ◆蒟蒻は寒性で熱を冷まします。口渇・便秘を改善し、腫塊（腫れやできもの）を取り除きます。

- ◆蓮根の性質は寒ですが、しっかり加熱すると脾胃の働きを強化し、下痢・疲れ・食欲不振・血虚（血の不足）を改善します。生に近い状態で食べると血熱を冷まして津液（正常な水分）を生じさせ、熱による瘀血（血の塊）を取り除いて、各種の出血・目赤・痛みを取ります。

- ◆この料理には寒性の材料が多く使われているので、体を冷やす方向に偏っています。蒸し暑い梅雨・夏の季節を含め、晩春から早秋までは体力の消耗で気の力が虚弱になり、熱がこもって便秘になりがちなので、そのような

時季に合う料理です。晩秋から早春までは、寒性の材料の分量を減らすか、長めに加熱するとよいでしょう。

作り方

① 牛蒡・にんじん・蓮根はそれぞれ一口大の乱切りにする。牛蒡とにんじんは下茹でする。
② 蒟蒻は一口大にちぎって茹でる。
③ 干し椎茸は戻し、石づきを除いて食べやすい大きさに切る。
④ さやえんどうは筋を取り、熱湯で茹でる。
⑤ 鶏肉は一口大に切り、サラダ油大さじ1を熱した鍋で焦げ目をつけながら火を通す。八分通り火が通ったところで下味用の調味料〈A〉を入れた器に移す。
⑥ 鍋の汚れを拭き取り、サラダ油大さじ1を入れて、強火で牛蒡・にんじんを1~2分炒める。蓮根・椎茸・蒟蒻を加え1~2分炒める。
⑦ だし汁と〈B〉を加え、蓋をして途中で上下を返しながら20分ほど煮る。
⑧ 鶏肉を汁ごと加え、汁がなくなるまで煮詰め、さやえんどうを加え混ぜて仕上げる。

鶏手羽先と大豆の煮込み

体を強壮にして消化機能を高める

材料(4人分)

鶏手羽先	12本
大豆	1/2カップ
塩	小さじ1/3
熱湯	300ml
ピーマン	4個
長葱	80g
生姜	20g
サラダ油	大さじ2

〈A〉
- 酒 …… 大さじ2
- 醤油 …… 大さじ2+1/2
- 砂糖 …… 小さじ2

1人分の栄養価

熱　量	339kcal
たんぱく質	22.3g
塩　分	1.9g
食物繊維	4.7g

薬膳の視点

◆ 鶏肉は精気(生命活動の基礎となる物質)を補い、脾胃の機能を高めます。虚弱体質や、めまい・疲れ・四肢の無気力・痩せ・多汗・食欲不振・産後の乳汁不足などの症状を改善します。

◆ 大豆は弱っている脾胃の働きを高め、疲れ・痩せなどを改善します。利尿

作用もあるので、むくみ・めまい・脹満・妊娠中毒症などに効果があります。
◆ピーマンは、長葱と生姜とともに脾胃を温め、寒気を取り除きます。脾胃の虚弱による腹部の冷えと痛み・嘔吐・下痢などの症状を止めます。
◆大豆は消化しにくいので食べすぎないようにします。また、むくみがあったり、尿の出が少なかったりする場合には、腎に負担をかけるので注意が必要です。

作り方

① 大豆はさっと洗い、塩を入れた熱湯に浸けて蓋を閉め、冷めるまで置く（約1時間）。冷めたら火にかけ、弱火で15分ほど煮て硬めに茹だったところで火を止める。
② 長葱は3cmのぶつ切り、生姜は薄切り、ピーマンは乱切りにする。
③ 鶏の羽先を少し落として形を整え、熱した油で焦げ色がつく程度に焼いて別皿に取る。同じ鍋で葱と生姜も炒める。
④ 厚手の鍋に大豆を汁ごと入れ、鶏・葱・生姜と〈A〉を加えて火にかけ、沸騰したら弱火にして1時間ほど煮る。ピーマンを加え水分を蒸発させる。
・大豆は市販の茹で大豆200gを使用してもよいでしょう。

鶏そぼろ入りコーンスープ
気を補い、消化機能を高める

材料（4人分）

鶏ささ身	50g
スイートコーン（クリームスタイル）	250g
卵白	2個分
香菜またはパセリ	少々
塩	少々
酒	小さじ1

〈スープ〉
固形スープの素 … 2個
水 …………… 200ml

〈水溶き片栗粉〉
片栗粉 ………… 大さじ2
水 …………… 大さじ2

1人分の栄養価
熱　　量：92kcal
たんぱく質：6.1g
塩　　分：1.2g
食物繊維：1.1g

薬膳の視点

◆とうもろこしは熱を冷まし、利尿作用によって湿を取ります。同時に脾の機能を高め、肺気を補い、疲労・腹脹・食欲不振・食少などの症状を改善します。鶏肉と合わせると精気（生命活動の基礎となる物質）を補い、虚弱体質・

痩せ・汗、四肢の無気力・浮腫などを改善します。
◆ 卵白は陰液（血・津液・精）を滋養し、熱を取ります。
◆ できれば市販のスープの素ではなく、自家製のチキンスープや野菜スープを使うほうがよいでしょう。

作り方
① 鶏肉はそぎ切りにしてからよく叩き、ボウルに入れる。
② 卵白を攪拌器で混ぜながら❶に少しずつ加える。
③ スープを沸かしてコーンを入れ、塩と酒で味をつける。水溶き片栗粉を加えてとろみをつける。
④ ❷を少しずつ加え、かき玉汁のように手早く混ぜ、煮立ったら火を止める。
⑤ 器に入れ、刻んだ香菜を散らす。

鶏肉とカシューナッツの甘酢炒め
体を温めて強壮にする

材料（4人分）

鶏もも肉	200g
カシューナッツ（生）	100g
ピーマン	80g
セロリ	80g
長葱	70g
生姜	少量
赤唐辛子	2〜3本
サラダ油	大さじ4
揚げ油	適量

〈A〉
- 塩 …… 小さじ1/4
- 酒 …… 小さじ1
- 醤油・胡椒 …… 各少々
- 卵 …… 1/2個
- 片栗粉 …… 大さじ2＋1/2
- サラダ油 …… 大さじ1/2

〈B〉
- 醤油 …… 大さじ2
- 酢 …… 大さじ1＋1/2
- 酒 …… 大さじ1＋1/2
- 砂糖 …… 大さじ1
- 片栗粉 …… 小さじ2
- スープ …… 大さじ2

1人分の栄養価
熱　　量：328kcal
たんぱく質：17.8g
塩　　分：1.4g
食物繊維：2.7g

薬膳の視点
◆ カシューナッツは肺を潤して、咳・口渇・煩躁・痰などの症状を改善します。食べすぎると咽喉のかゆみ・痛み・吐き気・心悸・下痢などのアレルギー症

状が現れるので注意が必要です。

◆鶏肉は精気（生命活動の基礎となる物質）を補い、脾胃の機能を高めます。虚弱体質や、めまい・疲れ・四肢の無気力・痩せ・多汗・食欲不振・産後の乳汁不足などの症状を改善します。

◆ピーマン・唐辛子は脾胃を温め、寒邪を取り除きます。脾胃の虚弱による腹部の冷えと痛み・嘔吐・下痢などの症状を止めます。

◆この料理は、体を温めて補います。セロリが入ることでピーマン・唐辛子・葱の体を熱くする働きを少し弱めています。

作り方

① カシューナッツはぬるま湯を通して水気を切っておき、中温の油で薄いきつね色に揚げる。

② 鶏肉は皮を下にして、身のほうに斜め格子の包丁目を7〜8mm間隔で厚みの半分まで入れてから2cm角に切る。〈A〉で下味をつけておく。

③ セロリとピーマンは1.2cmのひし形に切る。

④ 葱は1cmの小口切りにする。

⑤ 生姜は1cm角の薄切り、唐辛子は種を出し1cmに切る。

⑥ 合わせ調味料〈B〉を作っておく。

⑦ 鍋に油を入れ唐辛子で香りをつけたところに鶏肉を入れ、中火でほぐしながら炒める。途中で生姜・葱を加える。

⑧ セロリ・ピーマンを加え、九分通り火が通ったら〈B〉を回すように加える。とろみがついたら火を止めてカシューナッツを加える。

レバー韮炒め

目を滋養し、体を温める

材料（4人分）

鶏レバー ……200g	〈A〉	生姜汁 ……小さじ1/2
韮 …………100g		酒 …………小さじ1
片栗粉 ……大さじ2		塩 …………小さじ1/6
サラダ油 ……大さじ2	〈B〉	醤油 ………大さじ1
胡椒 ………少々		酒 …………大さじ1

1人分の栄養価

熱　　量	116kcal
たんぱく質	9.9g
塩　　分	0.4g
食物繊維	0.7g

77

薬膳の視点

◆鶏レバーは、肝血を養います。肝血虚による視力低下や夜盲症などの目の症状、貧血・栄養不良・母乳量が少ないなどの症状を改善します。また、補腎によって妊娠時の出血を改善します。

◆韮は、陽気を温め、毒邪を取り除いて、腹部や腰膝の冷痛・げっぷ・嘔吐を解消します。気を下降させて瘀血(おけつ)(血の塊)を消散し、吐血・鼻出血・血尿・不正出血などの出血症状を改善します。また食欲を誘い、疲労を取ります。

作り方

① レバーは一口大に切り〈A〉で下味をつけて、15分ほど置く。
② 韮は4cmの長さに切る。
③ レバーの水気を取って片栗粉をまぶす。
④ 中華鍋を温めて油を入れ、中火でレバーに火を通す。
⑤ 韮を加え強火で炒め、〈B〉を合わせて加える。胡椒を振って仕上げる。

鶏の悪魔焼き

虚弱を補い、体を温める

材料(4人分)

若鶏むね肉 …… 2枚(500g)	にんにく ……… 1片
ローズマリー …… 1枝	オリーブ油 …… 50ml
赤唐辛子 ……… 2本	塩・胡椒 …… 各適量

1人分の栄養価

熱　　量：233kcal
たんぱく質：26.6g
塩　　分：1.4g
食物繊維：0g

薬膳の視点

◆鶏肉は精気(生命活動の基礎となる物質)を補い、脾胃の機能を補い高めます。虚弱体質や、めまい・疲れ・四肢の無気力・痩せ・多汗・食欲不振・産後の乳汁不足などの症状を改善します。

◆唐辛子やにんにくと合わせると体を温める効能が強くなり、冷え症や生理痛のある人に良い料理です。

◆ローズマリーは中国語で「迷迭香」といい、その香りで気の巡りを促進し、消化機能を高めます。

作り方

① 鶏肉は肉叩きで広げるように叩き、塩・胡椒をする。
② にんにくは薄切り、赤唐辛子は種を抜いて小口切りにする。
③ にんにく・赤唐辛子・ローズマリー・オリーブ油を合わせたものに鶏肉を浸けて一晩置く（マリネ）。
④ フライパンにマリネのオリーブ油を少し移し、鶏肉を肉側から焼色がつくよう強火で焼く。
⑤ 裏に返し、小さめの鍋蓋などでしっかり押さえつけながら縮まないよう焼く。

・皮をしっかり押さえながら皮をパリパリに焼くのがコツです。
・本来は鶏1羽を背開きにして広げて使うので、悪魔が羽を広げたような姿であることから付いた名前です。

チキンフリカッセ
体を強壮にして食欲を増す

材料（4人分）

骨つき鶏肉（もも・むね）…4本	胡椒…………少々
トマトジュース……………400ml	小麦粉……大さじ5
塩……………………鶏肉の重量の0.5%	サラダ油……大さじ3
	ベイリーフ…1枚

1人分の栄養価
熱　　量：423kcal
たんぱく質：27.2g
塩　　分：1.7g
食物繊維：0.9g

◆鶏肉は精気（生命活動の基礎となる物質）を補い、脾胃の機能を高めます。虚弱体質や、めまい・疲れ・四肢の無気力・痩せ・多汗・食欲不振・産後の乳汁不足などの症状を改善します。
◆トマトは津液（正常な水分）を生じさせて、熱邪や肝熱による口渇・口苦を取ります。ゆっくり煮込むと寒性が緩和され、胃の調子を整えて、食欲不振・消化不良を改善します。
◆市販のトマトジュースより、生のトマトを使うほうが効果を期待できます。

作り方

① 鶏肉は水で洗って水分をよく拭き取り、皮に金串や竹串などで穴をあける。塩・胡椒して10分ほど置く。

② 鶏の水気を軽く取り、小麦粉を薄くまんべんなくつける。

③ 厚手のフライパンに油を熱し、中火でゆっくり全体がきつね色になるまで焼く。

④ 鍋の油を捨て、トマトジュースとベイリーフを入れ、弱火でゆっくり煮る。途中で裏返して30分煮る。

⑤ 温めた肉皿にマッシュポテト（119頁）、ほうれん草のソテー（129頁）を盛り、鶏肉を手前に置いてソースをたっぷりかける。

第 6 章

豚肉の料理

豚肉は体を滋養し臓腑を潤して、熱病による
口渇・空咳・便秘・乳汁不足などの症状を改善します。
『本草綱目』には、
「北方の豚の味は薄く、南方の豚の味は濃い。
食薬としては黒豚が良い」と書かれています。
また、豚肉の性質については、冷性で微寒であるとしています。
『本朝食鑑』には、豚肉は
「人を肥満にし、小児の疳渇を療す」と書かれています。
「疳渇」の症状は、胃熱による消化不良・
口渇・煩熱不安などです。

● 本章で扱う主な食材の性質

第6章 豚肉の料理

食材	性・味	帰経	効能
豚肉	平(寒)・甘・鹹	脾・胃・腎	滋陰潤燥・益気
小麦粉	涼・甘	心・脾・腎	清熱除煩・養心安神・補益脾胃
キャベツ	平・甘	胃・腎・肝	補中益気・健脾益腎
トマト	微寒・甘・酸	肝・脾・胃	清熱解毒・生津止渇・健胃消食
にんじん	平(微温)・甘	肺・脾・心	養血・潤燥明目・斂肺止咳・健脾化滞
独活(うど)	微温・辛・苦	肝・腎・膀胱	祛風除湿止痛
里芋	平・甘・辛	大腸・脾・胃	化痰軟堅・消腫散結・益胃寛腸通便
大根	涼・辛・甘	肺・胃・脾	順気消食・下気寛中・清化熱痰・散瘀止血
牛蒡	寒(平)・苦	肺・胃	清熱祛風・利水消腫
長葱	温・辛	肺・胃	発汗解表・散寒通陽・解毒散結
玉葱	温・辛・甘	脾・胃・肺・心	理気健脾・和胃消食
韮	温・辛	肝・胃・腎	温陽解毒・下気散血・宣痺止痛
三つ葉	温・辛	心・肺	祛風止咳・活血化瘀・解毒
大葉	温・辛	肺・脾	発表散寒・行気寛中・解魚蟹毒
生姜	温・辛	肺・脾・胃	発汗解表・温胃止嘔・温肺止咳・解魚蝦毒
胡椒	熱・辛	胃・大腸	温中散寒・下気消痰・食欲増進
椎茸	平・甘	胃・肝	補気益胃・托痘止血
海老	温・甘	肝・腎	補腎壮陽・通乳・托毒
鶏卵	平・甘	肺・心・脾・肝・腎	滋陰潤燥・清熱解毒・清咽開音・養血安神
酒	温・辛・甘・苦	心・肝・肺・胃	行気活血・散寒止痛

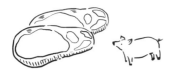

82

豚肉の鍋照り焼き

体を潤し、滋養する

材料（4人分）

豚肩ロース肉 ……320g	〈A〉 醬油 ……大さじ3
片栗粉 …………大さじ1	酒 ………大さじ2
大葉 ……………10枚	みりん ……大さじ2
サラダ油 ………大さじ1	砂糖 ………大さじ1

1人分の栄養価
- 熱　　量：262kcal
- たんぱく質：14.1g
- 塩　　分：1.2g
- 食物繊維：0.4g

薬膳の視点

◆ 豚肉は体を滋養し臓腑を潤して、熱病による口渇・空咳・便秘・乳汁不足などの症状を改善します。

◆ 大葉は、梅雨時や、晩秋から早春までのかぜの寒気・発熱によく使います。

◆ 体を滋養する働きを生かすためには、豚肉は焼きすぎないように気をつけましょう。辛味・温性の大葉は水分を消耗するので分量を控えめにしましょう。

作り方

① 豚肉は3〜4mm厚さの食べやすい大きさに切り、片栗粉を薄くつける。
② 大葉は縦半分に切り、千切りにして水にさっとさらし、水気を切る。
③ フライパンに油を熱してなじませたところに豚肉を並べ、中火で焦げ色がつくまで焼く。
④ 鍋の油を捨てて〈A〉を加え、中火で鍋を揺すりながら2〜3回返して煮からめる。器に盛り、大葉を散らす。

豚肉のポットロースト

体を滋養し、気分を爽快にさせる

材料（8人分）

豚肉（塊）……600g	サラダ油 ……大さじ1
塩 ……………小さじ1	白ワイン ……大さじ2
黒粒胡椒 ……小さじ2	

1人分の栄養価
- 熱　　量：123kcal
- たんぱく質：16.1g
- 塩　　分：0.7g
- 食物繊維：0g

薬膳の視点

◆ 豚肉は体を滋養し臓腑を潤して、熱病による口渇・空咳・便秘・乳汁不足などの症状を改善します。

◆ 胡椒を多く使うと豚肉の滋陰作用を妨げ、体が熱くなるため少量にします。

◆ 豚肉は、このように煮る料理のほうが焼くよりも効果を期待できます。

作り方

① 豚肉に塩と刻んだ胡椒をすり込む。

② 蓋がきちんと閉まる厚手の鍋を温め、油を入れて肉の周囲を焼く。ワインを加えて蓋をしてごく弱火で15分、上下を返して15分蒸し煮にする。

③ 冷めたら5mm厚さに切り、添え野菜(アスパラガス・小松菜など)とともに盛りつける。肉汁をソースとしてかけてもよい。

- 厚手で、蓋がきちんと閉まる鍋を使用することにより水分の蒸発を最小限にできます。
- 加熱時間は肉の形によって異なります。薄い場合は短くします。肉に火を通しすぎると縮んで固くなるので注意します。
- 薄く切って、サンドイッチや麺類など、幅広く使えます。

豚肉のキャベツ煮

気血を補い、体を強壮にする

材料(4人分)

豚肉(肩ロース)	600g
塩・胡椒	適量
小麦粉	適量
キャベツ	500g
ホールトマト(缶)	1缶
にんにく	1片
サラダ油	大さじ1
白ワイン	100ml
塩・胡椒	適量
ベイリーフ	1枚

1人分の栄養価

熱 量:288kcal
たんぱく質:32.2g
塩 分:1.6g
食物繊維:3.7g

薬膳の視点

◆ 豚肉は体を滋養し臓腑を潤して、熱病による口渇・空咳・便秘・乳汁不足などの症状を改善します。

◆ キャベツは気を補い、脾胃の機能を高めて、虚弱によるめまい・疲れ・食欲不振などの症状を緩和します。また腎の機能を高めて、健忘・聴力低下・四肢の無力を改善します。

◆トマトは津液（正常な水分）を生じさせて、熱邪や肝熱による口渇・口苦を取ります。ゆっくり煮込むと寒性が緩和され、胃の調子を整えて、食欲不振・消化不良を改善します。

◆豚肉とキャベツ・トマトを一緒に使うことで体を潤し、気を補い、熱を取ります。

作り方

① 豚肉は脂をつけたまま角切りにし、塩・胡椒を手でよく揉み込む。少量の小麦粉を振る。

② フライパンにサラダ油を引き、薄切りにしたにんにくを炒める。次に豚肉を炒め、脂を捨てて白ワインを注ぐ。

③ 深鍋の底に❷を並べ、フライパンのワインを注ぐ。フライパンを火に戻し、水を少し入れ木ベラでこすって旨味を水に移し鍋に入れる。

④ キャベツをざく切りして肉の上に並べる。トマトホール缶を汁ごと注ぐ。塩・胡椒・ベイリーフを加え、蓋をきちんとして弱火で1時間煮る。

⑤ 塩・胡椒で味を調え、器に盛る。

沢煮椀

体を潤し、気血を補う

材料（4人分）

豚三枚肉……40g	木の芽…………4枚
にんじん……20g	生姜……………10g
生椎茸………4個	昆布と鰹のだし……700ml
独活(うど)………30g	塩………………小さじ2/3
三つ葉………20g	醤油……………少々

1人分の栄養価
- 熱　　量：45kcal
- たんぱく質：2.0g
- 塩　　分：0.8g
- 食物繊維：1.5g

◆豚肉は体を滋養し臓腑を潤して、熱病による口渇・空咳・便秘・乳汁不足などの症状を改善します。

◆にんじんは血を補い、血虚（血の不足）による目の疲れ・かすみ・視力低下を改善します。肺気を収斂し、咳を鎮めます。脾の機能を高めて消化を

促進し、消化不良・食欲不振・便秘・下痢を緩和します。
- ◆椎茸は気を補い、胃の調子を整えます。脾胃虚弱の食欲不振・胃痛・げっぷ・嘔吐などの症状を緩和します。
- ◆主に虚弱体質・貧血気味の人に良い料理です。

作り方
① 豚肉は細めの短冊切りにして塩少々を振り、少量の湯で茹でる。
② にんじん・独活・椎茸は千切りにする。三つ葉は3cmくらいに切る。にんじんはさっと湯がく。独活は酢水に浸けてアクを抜く。
③ ❶❷を椀に入れ、塩と醤油で調味した熱いだし汁を張る。吸い口として木の芽とおろし生姜をあしらう。

豚汁
体を補い、消化を促進する

材料（4人分）

豚肉	160g	牛蒡	40g
生椎茸	4個	長葱	20g
にんじん	50g	味噌	45g
里芋	80g	だし汁	900ml
大根	80g	七味唐辛子	少々

1人分の栄養価
熱　　量：127kcal
たんぱく質：9.9g
塩　　分：1.4g
食物繊維：2.6g

- ◆豚肉は体を滋養し臓腑を潤して、熱病による口渇・空咳・便秘・乳汁不足などの症状を改善します。
- ◆にんじんは血を補い、血虚（血の不足）による目の疲れ・かすみ・視力低下を改善します。肺気を収斂し、咳を鎮めます。脾の機能を高めて消化を促進し、消化不良・食欲不振・便秘・下痢を緩和します。
- ◆椎茸は気を補い、胃の調子を整えます。脾胃虚弱の食欲不振・胃痛・げっぷ・嘔吐などの症状を緩和します。
- ◆里芋は化痰軟堅・消腫散結という、体内外の「できもの」を解消する作用があります。

- ◆大根は肺気と胃気を降ろして巡らせ、消化不良を解消します。腹部の脹満・げっぷ・嘔吐・吐き気・下痢・便秘を改善します。また熱痰を取り除き、肺熱の咳・痰多・痰黄・声嗄れを改善します。
- ◆牛蒡は、外感寒熱の汗、中風による顔のむくみ、咳、消渇（糖尿病など）、できもの、便秘などの症状を改善します。
- ◆この料理は、体を滋養する豚肉と、補益する椎茸とにんじんとの組み合わせで体を強壮にします。しかし、同時に下気消食除痰の働きがある食材をほぼ同量使用しています。大根には停滞した気を巡らせて「除く」作用があり、里芋と一緒に使うことでさらに「除く」力が強められるので、他の食材の「補う」力を弱めてしまう恐れがあります。補う効果を期待するときには、大根の量を減らすか使用しないほうがよいでしょう。

作り方

① 豚肉は1.5cm幅に切る。
② 大根とにんじんは厚さ0.5cmのいちょう切りにする。
③ 生椎茸は石づきを取り、4つに切る。
④ 牛蒡はささがきにして水にさらす。
⑤ 里芋は皮をむいて厚さ約1cmの輪切りにし、塩茹でをしてぬめりを取る。
⑥ 長葱は青いところを1cmの小口切りにする。
⑦ 鍋にだし汁と野菜を入れ、半煮えになったら肉と半量の味噌を加え、中火でゆっくり煮る。
⑧ 野菜がやわらかくなったら、椎茸と長葱を加え、残りの味噌を入れる。沸騰直前で火を消す。
⑨ 椀に盛り、七味唐辛子を振り入れる。

・豚肉の代わりに鶏肉を使えば薩摩汁になります。

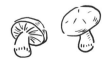

シュウマイ2種
体を滋養し、補う

基本のシュウマイの材料（24個分）

豚ひき肉	350g
長葱	60g
干し椎茸	2枚
シュウマイの皮	24枚
キャベツ	8枚
片栗粉	大さじ2
胡麻油	大さじ1/2

〈A〉
- 酒 …… 大さじ1
- 醤油 …… 大さじ2/3
- 砂糖 …… 小さじ1/2
- 塩 …… 小さじ1/2
- 生姜汁 … 小さじ1/2

6個分の栄養価
- 熱 量：300kcal
- たんぱく質：18.8g
- 塩 分：1.1g
- 食物繊維：2.9g

カレーシュウマイの材料（24個分）

豚ひき肉	350g
玉葱	100g
カレー粉	小さじ2
塩	小さじ2/3
片栗粉	大さじ2
グリーンピース	大さじ3
シュウマイの皮	24枚
キャベツ	8枚

6個分の栄養価
- 熱 量：283kcal
- たんぱく質：18.8g
- 塩 分：1.1g
- 食物繊維：2.9g

薬膳の視点

◆ 小麦は熱を取り、心気を養って精神を安定させます。イライラを抑え、うつや精神不安などの症状を改善します。また脾胃の機能を強化し、口渇・食欲不振・下痢などの症状を緩和します。

◆ 豚肉は体を滋養し臓腑を潤して、熱病による口渇・空咳・便秘・乳汁不足などの症状を改善します。

◆ 玉葱は気の巡りをよくし、弱っている脾の機能を高め、湿を取り除きます。消化を促進して、げっぷ・吐き気・胃もたれ・腹部の膨満感・食欲不振・腹脹・下痢などの症状を改善します。

◆ 基本のシュウマイは気を補う力が強く、カレーシュウマイは気の巡りをよくする力にすぐれています。

作り方

〈基本のシュウマイ〉

① 豚ひき肉をボウルに入れ、〈A〉の合わせ調味料を入れて粘りが出るまでよく混ぜる。胡麻油を加えて、さらによく混ぜる。

② 戻した干し椎茸と長葱をみじん切りにして片栗粉をからませ❶に加える。

③ シュウマイの皮で❷を包む。皮に具を押しつけてしっかり包むようにしないと蒸すときに皮が離れてしまうので注意する。
④ 蒸し器を熱し、蒸気が上がったら、大きくちぎったキャベツを敷いてシュウマイを並べ、10分ほど蒸す。
⑤ 辛子醬油など好みの調味料をつけていただく。

・海老を約1.5cmに切って酒をまぶし具に入れてもよいです。
・キャベツを敷いて蒸すとシュウマイが底につかず、キャベツも添え野菜として食べられます。白菜・にんじん・茄子・青梗菜など、いろいろ工夫して利用しましょう。

〈カレーシュウマイ〉
① 玉葱をみじん切りにして片栗粉をまぶす。
② ボウルに肉・塩・カレー粉を入れよく混ぜ、❶を加える。
③ 皮に包みグリーンピースをのせる。
④ 蒸し器を熱し、蒸気が上がったら、大きくちぎったキャベツを敷いてシュウマイを並べ、10分ほど蒸す。

水餃子

体を潤して、陽気の働きを強める

材料（48個分）

〈皮〉
中力粉 …………300g
水 ………………150ml
打ち粉（小麦粉）…適量

〈具〉
豚ひき肉 …………400g
海老（正味）………200g
韮 …………………1束
卵 …………………1個

〈A〉
酒 …………大さじ1
生姜汁 …小さじ2
塩 …………小さじ1＋1/2
胡椒 ………少々

12個分の栄養価
熱　　量：565kcal
たんぱく質：25.9g
塩　　分：1.6g
食物繊維：3.1g

◆小麦は熱を取り、心気を養って精神を安定させます。イライラを抑え、うつや精神不安などの症状を改善します。また脾胃の機能を強化し、口渇・食欲不振・下痢などの症状を緩和します。

◆豚肉は体を滋養し臓腑を潤して、熱病による口渇・空咳・便秘・乳汁不足などの症状を改善します。

◆海老は体を温めて腎を強壮にし、腰膝のだるさ、性機能の低下、冷え症を改善します。

◆韮は腎を温め、毒邪を取り除いて、腹部や腰膝の冷痛・げっぷ・嘔吐を解消します。気を下降させて瘀血（血の塊）を消散し、吐血・鼻出血・血尿・不正出血などの出血症状を改善します。また食欲を誘い、疲労を取ります。

◆海老と豚肉との組み合わせは日常的によく使われていますが、薬膳では禁忌とされています。涎が多くなるというのがその理由です。

作り方

〈皮〉

① 小麦粉に水を加えてまとめ、約10分間こねる。なめらかになったら球状にして乾かないようにして30分置く。

② 再び軽くこね、棒状にのばし小口より48個にちぎる。切り口に粉をつけ、上から潰してさらに麺棒で直径約8cmに伸ばす。

〈具〉

① 海老は背わたを取り、殻をむいて粗めに切る。

② 韮はみじん切りにする。

③ ボウルに豚ひき肉・卵と〈A〉を入れて粘りが出るまでよく混ぜる。海老と韮を加えさらに混ぜる。冷蔵庫に1時間ほど入れてなじませる。

〈包む・茹でる〉

① 皮の中央に具をへらで押しつけるようにのせて二つに合わせ、両手でひだを寄せる

② 熱湯に餃子を入れ、浮き上がったらしばらく弱火で煮立て水を切り皿に盛る。

③ 好みで、ラー油・酢・醤油等をつける。

・白菜を使用する場合は、細かく切った白菜に塩少々をまぶしてしんなりさせ、水分を絞ってから使います。

第 7 章

牛肉の料理

牛肉は気血と脾を補います。
気血両虚による虚弱・痩せ・腰膝のだるさ・夜間尿・頻尿、
脾気虚による内臓下垂・疲れ・息切れ・めまい・
むくみなどを改善します。
『本草綱目』には、黄牛肉は温性・甘味で、
安中益気・養脾胃・補益腰脚・止消渇・唾涎の作用があり、
中薬の黄耆(おうぎ)と同じ補気の効能があると書かれています。
『本朝食鑑』には、牛肉は「一切の虚瘦、気血が衰耗し、
脾胃が微弱で、皮膚が乾燥し、筋骨の羸弱(るいじゃく)な者」に
食べさせるとよいと書かれています。

●本章で扱う主な食材の性質

食 材	性・味	帰経	効 能
牛肉	平(温)・甘	脾・胃	補脾胃・益気血・強筋骨
豚肉	平(寒)・甘・鹹	脾・胃・腎	滋陰潤燥・益気
鶏卵	平・甘	肺・心・脾・肝・腎	滋陰潤燥・清熱解毒・清咽開音・養血安神
じゃが芋	平・甘	胃・大腸	補気健脾・和胃調中
玉葱	温・辛・甘	脾・胃・肺・心	理気健脾・和胃消食
長葱	温・辛	肺・胃	発汗解表・散寒通陽・解毒散結
ピーマン	熱・辛	心・脾	温中散寒・開胃消食
ブロッコリー	平・甘	腎・脾・胃	補脾和胃・補腎健脳強筋
にんじん	平(微温)・甘	肺・脾・心	養血・潤燥明目・斂肺止咳・健脾化滞
セロリ	涼・甘・辛	肺・胃	清熱利尿・涼血止血
トマト	微寒・甘・酸	肝・脾・胃	清熱解毒・生津止渇・健胃消食
菜の花	温・辛	－	破癥瘕結血・散血消腫
生姜	温・辛	肺・脾・胃	発汗解表・温胃止嘔・温肺止咳・解魚蝦毒
にんにく	温・辛・甘	脾・胃・肺	健胃止痢・辛温散寒・止咳祛痰・殺虫
ナツメグ (肉豆蔲)	温・辛	脾・胃・大腸	渋腸止瀉・温中行気
マスタード (白芥子)	温・辛	肺・胃	温肺化痰理気・散結消腫・通絡止痛
牛乳	平・甘	心・肺・胃	補肺益胃・生津潤腸
生クリーム	平・甘	心・肺・胃	補肺益胃・生津潤腸・養血安神
バター	平・甘	心・肺・胃	補肺益胃・生津潤腸
チーズ	平・甘・酸	肺・肝・脾	養陰補肺・潤腸通便
赤ワイン	熱・甘・辛・渋	－	活血暖腎

肉じゃが

気を補いながら巡りをよくする

材料（4人分）

牛肩肉	300g	だし（二番だし）	300ml
じゃが芋	500g	酒	大さじ2
玉葱	1個	砂糖	大さじ2
しらたき	200g	みりん	大さじ1
サラダ油	大さじ1/2	醤油	大さじ4

1人分の栄養価

- 熱　　量：350kcal
- たんぱく質：17.3g
- 塩　　分：2.3g
- 食物繊維：2.8g

薬膳の視点

◆ 牛肉は気血と脾を補います。気血両虚による虚弱・痩せ・腰膝のだるさ・夜間尿・頻尿、脾気虚による内臓下垂・疲れ・息切れ・めまい・むくみなどを改善します。

◆ じゃが芋は気を補い、脾胃の機能を高めます。脾気虚による内臓下垂・疲れ・多汗・息切れ・むくみ・胃痛・吐き気・嘔吐・便秘などの症状を改善します。

◆ 玉葱は気の巡りをよくし、弱っている脾の機能を高め、湿を取り除きます。消化を促進して、げっぷ・吐き気・胃もたれ・腹部の膨満感・食欲不振・腹脹・下痢などの症状を改善します。

◆ 牛肉とじゃが芋の補気作用と玉葱の理気作用が合わさって、気を補いながら巡りをよくする料理です。

◆ しらたきに凝固剤として使われている水酸化ナトリウムの中薬名は石灰です。温性・辛味で、燥湿殺虫・止血止痛の効能がありますが、胃腸を刺激することがあるので、控えめに使うようにしましょう。

作り方

① じゃが芋は3cm角に切り、水にさらす。玉葱は皮をむき、くし形に切る。
② 肉は一口大に切る。
③ 底の広い鍋にサラダ油を熱し、肉を入れ火にかけ手早く炒める。
④ 肉の色が変わったら、じゃが芋と玉葱、しらたきを加えて炒め合わせる。
⑤ だし・酒・砂糖を加え、アクを取りながら3〜4分煮る。
⑥ みりんと醤油を加え、落とし蓋をして中火で煮汁がなくなるまで煮る。途中鍋返しを2〜3回して全体に味をよくなじませて仕上げる。

牛肉とピーマンの炒め物

気を補い、食欲不振や消化不良を改善する

材料（4人分）

牛肉（薄切り）……150g
ピーマン………120g
長葱…………10g
にんにく………1片(3g)
サラダ油……大さじ3
片栗粉………小さじ1
胡麻油………小さじ1/2

〈A〉
- 紹興酒（酒）…大さじ1
- 醤油 …………小さじ1
- 生姜汁………小さじ1

〈B〉
- 醤油 …………大さじ1＋3/1
- 塩 ……………小さじ1/5
- 砂糖 …………小さじ1

1人分の栄養価
- 熱　　量：180kcal
- たんぱく質：7.4g
- 塩　分：1.5g
- 食物繊維：0.8g

薬膳の視点

- ◆ 牛肉は気血と脾を補います。気血両虚による虚弱・痩せ・腰膝のだるさ・夜間尿・頻尿、脾気虚による内臓下垂・疲れ・息切れ・めまい・むくみなどを改善します。
- ◆ ピーマンは脾胃を温め、寒気を取り除きます。脾胃の虚弱による腹部の冷えと痛み・嘔吐・下痢などの症状を止めます。
- ◆ 牛肉とピーマンを合わせると、脾胃を補って温め、食欲不振・消化不良を改善します。

作り方

① 牛肉は細切りにし、〈A〉を入れてよく混ぜてから、最後に片栗粉を加えて混ぜる。
② ピーマンは種を出して細切りにする。長葱は粗みじんに、にんにくは潰してから5ミリ角に切る。
③ 中華鍋を熱し、サラダ油大さじ1でピーマンをさっと炒めて別の器に取る。
④ その鍋にサラダ油大さじ2を加え、にんにくと葱を加えて香りを出し、肉を入れて軽く火を通す。
⑤ ピーマンを戻し、〈B〉の合わせ調味料を加える。最後に胡麻油を加え器に盛る。

・炒めものは強火で短時間に仕上げることが大切です。

第7章　牛肉の料理

ハンバーグステーキ

食欲を増し、体を強壮にする

材料（4人分）

合びき肉（牛8：豚2）	400g	塩	小さじ1/2
玉葱	120g	胡椒	少々
バター	10g	ナツメグ	少々
パン粉	50g	サラダ油	小さじ1
牛乳	60ml	ウスターソース	大さじ2
卵	1個	トマトケチャップ	大さじ3

1人分の栄養価

- 熱　　量：373kcal
- たんぱく質：22.3g
- 塩　　分：2.1g
- 食物繊維：1.2g

薬膳の視点

◆ 牛肉は気血と脾を補います。気血両虚による虚弱・痩せ・腰膝のだるさ・夜間尿・頻尿、脾気虚による内臓下垂・疲れ・息切れ・めまい・むくみなどを改善します。

◆ 豚肉は体を滋養し臓腑を潤して、熱病による口渇・空咳・便秘・乳汁不足などの症状を改善します。

◆ 玉葱は気の巡りをよくし、弱っている脾の機能を高め、湿を取り除きます。消化を促進して、げっぷ・吐き気・胃もたれ・腹部の膨満感・食欲不振・腹脹・下痢などの症状を改善します。

◆ 牛肉と豚肉の合びき肉は、日常よく使われていますが、薬膳では禁忌とされています。『本草綱目』に、「牛肉と豚肉を一緒に食べると虫を生じる」との記載があることに由来すると考えられます。中国語では、「虫」の発音（chóng）は、「冲」（衝）と同じなので、牛肉の温性と豚肉の寒性が衝突することを意味しています。なるべく目的に合わせてそれぞれを使い分けるとよいでしょう。

作り方

① 玉葱をみじん切りにし、バターで焦がさないように炒めて冷ましておく。

② パン粉に牛乳を加えておく。

③ ボウルに肉・パン粉・溶き卵・塩・胡椒・ナツメグを入れ、手で練るようにかき混ぜ、粘りが出てきたら玉葱を加えてさらによく混ぜる。

④ 4等分して小判形にまとめ、中央をやや凹ませる。

⑤ フライパンを温めて油を引き、肉を並べ中火で焼く。焦げ色がついたら裏返す。火

を弱めて蓋をして肉の中に火を通す。弾力が出て赤い肉汁が出なくなったら出来上がり。

⑥ 温めた皿に粉ふき芋、ほうれん草のソテーなどの野菜とともに盛りつけ、ウスターソースとケチャップを混ぜて添える。好みで溶きからしをつける。

- 肉は粘りが出るまでよく練るようにします。
- 焼きすぎると固くなるので注意します。
- トマトソースやデミグラスソースにすると、一段と味がよくなります。

ビーフシチュー

気血を補い、虚弱を改善する

材料（4人分）

牛肉	400g	セロリ	100g
砂糖	小さじ1	ホールトマト	1缶（400g）
塩	小さじ2/3	にんにく	1片
胡椒	適量	バター	大さじ2
小麦粉	大さじ3	生クリームまたはサワークリーム	適量
じゃが芋	400g	固形スープの素	2個
ブロッコリー	1/3個	赤ワイン	200ml
マッシュルーム（ホール缶詰）	80g	水	400ml
にんじん	250g	ベイリーフ	1枚
玉葱	400g	塩・胡椒	各適量

1人分の栄養価
- 熱　　量：438kcal
- たんぱく質：27.7g
- 塩　　分：2.6g
- 食物繊維：15.7g

薬膳の視点

◆ 牛肉は気血と脾を補います。気血両虚による虚弱・痩せ・腰膝のだるさ・夜間尿・頻尿、脾気虚による内臓下垂・疲れ・息切れ・めまい・むくみなどを改善します。

◆ じゃが芋は気を補い、脾胃の機能を高めます。脾気虚による内臓下垂・疲れ・多汗・息切れ・むくみ・胃痛・吐き気・嘔吐・便秘などの症状を改善します。

◆ にんじんは血を補い、血虚（血の不足）による目の疲れ・かすみ・視力低下を改善します。肺気を収斂し、咳を鎮めます。脾の機能を高めて消化を

促進し、消化不良・食欲不振・便秘・下痢を緩和します。

◆玉葱は気の巡りをよくし、弱っている脾の機能を高め、湿を取り除きます。消化を促進して、げっぷ・吐き気・胃もたれ・腹部の膨満感・食欲不振・腹脹・下痢などの症状を改善します。

◆トマトは津液（正常な水分）を生じさせて、熱邪や肝熱による口渇・口苦を取ります。ゆっくり煮込むと寒性が緩和され、胃の調子を整えて、食欲不振・消化不良を改善します。

◆全体として虚弱の人に良い料理です。

◆できれば市販のスープの素ではなく、自家製のチキンスープや野菜スープを使うほうがよいでしょう。

作り方

① 牛肉は4cm角に切り、砂糖を擦り込む。塩・胡椒をからめ、小麦粉をまんべんなくつける。

② フライパンにバターを溶かし、潰したにんにくで香りをつけ、強火で肉の表面に焦げ色がつく程度に焼く。

③ 煮込み用の鍋に肉を入れて火にかけ、赤ワインを加える。さらに、粗切りにしたホールトマト・水・スープの素・ベイリーフを加え強火にかける。沸騰したら弱火にして1時間ほど煮る。

④ 玉葱は薄皮をむき、芯をつけたまま小さいものは丸ごと、中くらいのものは半分に、大きいものは4つ割りに切る。

⑤ じゃが芋は皮をむき、小さなものは半分に、大きなものは4つ割りにして水に浸ける。

⑥ にんじんは約3cmの乱切り、セロリも乱切りにする。

⑦ マッシュルームは水を切っておく。

⑧ ブロッコリーは房を離し、塩を入れた熱湯で茹でておく。

⑨ 肉を焼いたフライパンで玉葱を炒め、表面に焦げ色がつく程度に火を通して❸の鍋に加え、セロリ・にんじん・じゃが芋も加えて沸騰したら弱火にして40分ほど煮込む。

⑩ マッシュルームを加え、塩・胡椒で味を調える。

⑪ 温めたスープ皿に盛り、ブロッコリーを添える。好みで生クリーム（サワークリーム）を添える。

・牛肉は煮込み用の肩・バラ・すね肉が適しています。

・最初の肉の焦がし方、玉葱の炒め方はシチューのおいしさと関わる大事な要素です。

・じゃが芋は皮をむいてから水に浸けることで煮崩れしにくくなります。

・野菜を加えて沸騰させた後は弱火で煮ること、頻繁にかき混ぜないことが煮崩れを防ぐコツです。

97

牛肉のマスタードソース

食欲を増し、体を強壮にする

材料（4人分）

牛肉 …… 320g（40g×8）	マスタード …… 小さじ1
卵 …… 1個	酢 …… 大さじ1
菜の花 …… 1束	オリーブ油 …… 大さじ1
にんにく …… 1片	塩・胡椒・小麦粉 … 各少々
白ワイン …… 60ml	サラダ油 …… 少々

1人分の栄養価

熱　　量：450kcal
たんぱく質：12.0g
塩　　分：1.1g
食物繊維：1.1g

 薬膳の視点

◆ 牛肉は気血と脾を補います。気血両虚による虚弱・痩せ・腰膝のだるさ・夜間尿・頻尿、脾気虚による内臓下垂・疲れ・息切れ・めまい・むくみなどを改善します。

◆ マスタードは芥子菜の種で作られたもので、肺を温めて気を巡らせ、風寒邪気による咳・喘息・痰・胸の痞え・脇痛・関節痛・麻痺を改善します。

作り方

① 牛肉は叩いて薄く広げ、塩・胡椒を振り、小麦粉をつける。
② 卵は固茹でにして刻む。
③ 菜の花は茹でておく。
④ フライパンにサラダ油を少し入れて肉の片面だけを焼き、さっと裏返す。白ワインを加えて肉をすぐに器に取る。
⑤ 火を弱め、刻んだ茹で卵、マスタード・酢を加え、塩・胡椒で味を調えてソースを作り肉にかける。
⑥ にんにく半割をオリーブ油で炒め、菜の花にかけて付け合わせにする。

ミラノ風カツレツ

気血を補い、体を強壮にする

材料（4人分）

牛ロース肉 …………80g×4枚	塩・胡椒……各少々
生パン粉 …………100g	バター………大さじ1
卵 …………………1個	サラダ油……大さじ2
パルメザンチーズ…30g	レモン………4切れ

1人分の栄養価
熱　　量：599kcal
たんぱく質：17.1g
塩　　分：1.5g
食物繊維：1.3g

薬膳の視点

- ◆牛肉は気血と脾を補います。気血両虚による虚弱・痩せ・腰膝のだるさ・夜間尿・頻尿、脾気虚による内臓下垂・疲れ・息切れ・めまい・むくみなどを改善します。
- ◆チーズやバターなどの乳製品は津液（正常な水分）を生じさせ、肺と腸を潤します。虚弱・疲れ・微熱・寝汗・口渇・喀血・空咳・皮膚の乾燥・かゆみ・便秘を改善します。ただし、胃腸の弱い人、白痰・黄痰の多い人、慢性下痢・皮膚のアレルギーある人は避けるほうがよいでしょう。
- ◆牛肉は、補気によく用いる中薬の黄耆（おうぎ）と同様の効能があります。チーズなどの乳製品と合わせると体を滋養して虚弱を改善し、体を強壮にします。

作り方

① 牛肉は肉叩きで中心から四方へ広げるように叩いていく（途中から肉をラップで包んで叩く）。
② 生パン粉はミキサーにかけて細かくし、パルメザンチーズと合わせる。
③ ❶の肉に塩・胡椒をして❷を少しずつまぶしつける。
④ ❸を溶き卵に浸し、再び❷をつけ、包丁の背で斜め格子状に押さえつける。
⑤ フライパンにバターとサラダ油を溶かし、肉を格子模様のついたほうから入れて中火で焼き、きつね色になったら裏返して焼く。
⑥ ペーパーに取り、油分を切って盛りつけ、レモンを添える。

第8章

魚介の料理

魚の性質は平性・味は甘味で、
脾胃経に帰経するものが多いです。
補中益気・健脾開胃・通経下乳の効能があるので、
虚弱体質、病気の回復段階、
産後や母乳の分泌不足によく用いられます。
介類は涼性・寒性・平性で鹹味のものが多いです。
肝・腎経に帰経し、滋陰清熱の作用により、
陰虚内熱の微熱・盗汗（寝汗）・五心煩熱などの症状に用います。
『本草綱目』の鱗部第四十四巻には、
67種の魚、介部第四十六巻に29種の介について
記載されています。
『本朝食鑑』には、鱗介部之一から四に、
合わせて121種の魚介類が収載されており、
日本人の食生活の特徴が表れています。

●本章で扱う主な食材の性質

食材	性・味	帰経	効能
鯵	温・甘	胃	温胃和中
鰯	温・甘	脾	補益気血
鮭	温・甘	脾・胃	補益気血・健脾温胃和中
鱈	平(温)・鹹	肝・腎・脾	補益気血・活血化瘀止血
鰹	平・甘	腎・脾	補腎益精・健脾利尿
鯖	平・甘	胃・肺・肝	補肺健脾・益気利湿
浅蜊	寒・甘・鹹	肝・腎・脾・胃	清熱化痰・潤燥止渇
蜆	寒・甘・鹹	肝	清熱解毒・利湿退黄
大根	涼・辛・甘	肺・胃・脾	順気消食・下気寛中・清化熱痰・散瘀止血
蕪	平・辛・甘・苦	心・肺・脾・胃	下気寛中・清熱利湿
胡瓜	涼(寒)・甘	脾・胃・大腸・小腸	清熱解毒・止渇・利水消腫・潤膚美容
長葱	温・辛	肺・胃	発汗解表・散寒通陽・解毒散結
玉葱	温・辛・甘	脾・胃・肺・心	理気健脾・和胃消食
茗荷	温・辛	肺・大腸・膀胱	発汗解表・散寒通陽・解毒散結
大葉	温・辛	肺・脾	発表散寒・行気寛中・解魚蟹毒
生姜	温・辛	肺・脾・胃	発汗解表・温胃止嘔・温肺止咳・解魚蝦毒
にんにく	温・辛・甘	脾・胃・肺	健胃止痢・辛温散寒・止咳祛痰・殺虫
椎茸	平・甘	胃・肝	補気益胃・托痘止血
レモン	平・酸・甘	脾・胃・肺	生津止渇・祛暑・利肺潤喉・安胎
レーズン(葡萄)	平・甘・酸	脾・肺・腎	補気養血安胎・強壮筋骨・利尿消腫・解表透疹
松の実	温・甘	肝・肺・大腸	潤肺止咳・潤腸通便・養陰熄風
山椒(花椒)	温(熱)・辛(小毒)	脾・肺・胃・腎	温中散寒止痛・燥湿除痹・殺虫
唐辛子	熱・辛	心・脾	温中散寒・健脾消食
わかめ(昆布)	寒・鹹	肺・肝・胃・腎	軟堅消痰・利水消腫

食材	性・味	帰経	効能
鶏卵	平・甘	肺・心・脾・肝・腎	滋陰潤燥・清熱解毒・清咽開音・養血安神
酢	温・酸・苦	肝・胃・脾	活血散瘀・消食化積・解毒殺虫
味噌	寒・鹹	—	除熱・止煩満・解百薬及熱湯火毒
酒	温・熱・辛・甘・苦	心・肝・肺・胃	行気活血・散寒止痛

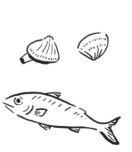
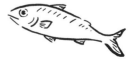

第8章 魚介の料理

浅蜊（蜆）の味噌汁

痰湿や黄痰を取り除く

材料（4人分）

浅蜊（蜆）……200g　　味噌……………………35g
昆布だし……700ml　　七味唐辛子（粉山椒）……少々

1人分の栄養価

熱　　量：29kcal
たんぱく質：4.1g
塩　　分：2.2g
食物繊維：0.4g

薬膳の視点

◆ 浅蜊は清熱化痰・潤燥止渇の働きがあるので、発熱・黄痰・粘る痰・咳があるときに良い食材です。
◆ 蜆は清熱解毒の作用があるので、肝機能障害の黄疸にも使えます。
◆ 味噌は寒性で熱を取り除きます。
◆ 七味唐辛子（粉山椒）は辛いので、貝の寒性をやや緩和することができます。

作り方

① 浅蜊は海水程度の濃さの塩水に浸け、暗い場所に半日ほど置いて砂を吐かせる。蜆は淡水でもよい。
② 浅蜊をボウルに入れて流水に当てながら、殻と殻とをこすり合わせて洗い、ざるに上げて水を切る。
③ 鍋にだし汁を煮立て、浅蜊を一気に入れ、殻が開いたら火を止める。
④ 浅蜊を穴しゃくしですくって取り出し、汁は砂の残りなどが入らないように、布巾で濾す。
⑤ 鍋をさっと洗って汁を戻し、温まったら味噌を溶き入れる。
⑥ 椀に浅蜊を盛り、熱い汁を張る。好みで七味唐辛子や粉山椒を振る。

・浅蜊からの塩分を考慮して味噌の分量を控えるようにします。

鯵の塩焼き

胃を温め、消化を促進する

材料（4人分）

中鯵……4尾	すだち……2個
大根……適量	塩………大さじ2
生姜……適量	

1人分の栄養価
熱　　量：185kcal
たんぱく質：32.1g
塩　　分：3.0g
食物繊維：0.3g

薬膳の視点

- ◆ 鯵は胃を温め、脾胃の機能を整えて腹部の冷え・痛み・食欲不振・疲労を改善します。
- ◆ 大根は肺気と胃気を降ろして巡らせ、消化不良を解消します。腹部の脹満・げっぷ・嘔吐・吐き気・下痢・便秘を改善します。また熱痰を取り除き、肺熱の咳・痰多・痰黄・声嗄れを改善します。
- ◆ 薬膳の考え方では、鰹の補う働きを大根が妨げることになります。虚弱な人は、大根の代わりに万能葱・生姜・にんにく・大葉・茗荷・玉葱などの薬味を使うほうがよいでしょう。

作り方

① 鯵を盆ざるに並べ、塩大さじ1を両面に振る。30cmの高さから指の間を通して落とすと均一につく（尺塩という）。尾と背びれに残りの塩をもみ込むようにまぶす（化粧塩という）。これは焼き上がりを美しくするとともに、尾とひれが焦げるのを防ぐ。
② 魚焼き器を十分焼き、鯵を盛りつける側を上にして並べ、強火で焼く。両面焼き器でない場合は途中で返す。
③ 尾やひれが焦げそうな場合は、アルミ箔を巻く。焼きたてを器に盛り、おろし大根・おろし生姜・すだちを手前に添える。

〈下ごしらえ〉
① ぜいごを尾から腹に向け、包丁を寝かせてそぎ取る。
② 腹を上にしてえらぶたを開け、えらの付け根を切る。えらを刃先にひっかけて出し、包丁で押さえてひねり取る。
③ 盛りつけるときに下になる側のえらぶたの横から腹びれにかけて切り目を入れ、内臓を掻き出す。切り目に指を入れ手早く洗い、内臓の残りや血を除き十分に拭いて水気を取る。

④ 盛りつけるときに上になる側に浅く斜めに2本ほど包丁目を入れる（焼き物包丁という）。こうすると、皮が破れるのを防ぎ、火の通りがよくなる。

- 盛りつけは腹側を手前に頭を左に置きます。
- 火は基本的には盛りつけるとき上になる方から当てます。
- オーブンやフライパンでも焼くことができます。

鯵の南蛮漬け

体を温め、冷えを取る

材料（4人分）

小鯵	12尾
長葱	1/2本
生姜	1片
赤唐辛子	1本
片栗粉・小麦粉	適量
揚げ油	適量

〈漬け汁〉
砂糖・醬油・酒・酢・水 …… 各大さじ3
みりん・赤ワイン …… 各大さじ1

1人分の栄養価
- 熱　　量：390kcal
- たんぱく質：36.1g
- 塩　　分：1.6g
- 食物繊維：0.1g

薬膳の視点

◆ 鯵は胃を温め、脾胃の機能を整えて腹部の冷え・痛み・食欲不振・疲労を改善します。

◆ 漬け汁の酒・酢・赤ワインは体を温め、長葱・生姜・赤唐辛子がさらに寒気を取り、体を温める効果が期待できます。油で揚げる調理方法が温める効果をいっそう高めます。

作り方

① 葱は3cmに切り、網で焼いておく。生姜は薄切りにする。唐辛子は種を出し小口切りにする。

② 鯵は、えら・内臓・ぜいごを取ってよく洗い、水気を取る。粉を薄くまんべんなくつけて175℃の油に入れ、150℃で約15分、骨までカリッとするように揚げる。

③ 漬け汁を混ぜ、ひと煮立ちさせて、熱いうちに❶❷を漬ける。

- 鯵の代わりに、ししゃもやわかさぎを用いてもよいでしょう。ししゃもは生干しのものを、わかさぎは生のものを丸ごと使用します。
- 揚げ時間は、骨のやわらかい小魚は5分程度でよいです。
- 一晩置くと調味料がよく染みます。

鰹のたたき

体を補い、消化を促進する

材料（4人分）

鰹（背1節）	300g	〈合わせ調味料〉	
塩	少々	酒（煮切る）	大さじ1
大根	150g	鰹だし	大さじ1
万能葱	30g	醤油	大さじ1+1/2
生姜	15g	レモン汁	大さじ1
にんにく	1片	塩	小さじ1/4
大葉	5枚		

〈あしらい〉
貝割れ菜・大葉・わかめ・胡瓜・
茗荷・にんじん・赤とさかのり等 …… 各適量

1人分の栄養価
熱　　量：94kcal
たんぱく質：20.1g
塩　　分：1.4g
食物繊維：0.8g

薬膳の視点

◆鰹は精力を補い、虚弱体質・小児喘息・頻尿・足腰のだるさなどの症状を改善します。脾の機能を高めて体内の余分な水分を取り除き、食欲不振・体の重だるさ・むくみ・排尿困難をよくします。

◆薬膳の考え方では、鰹の補う働きを大根が妨げることになります。虚弱な人は、大根の代わりに万能葱・生姜・にんにく・大葉・茗荷・玉葱などの薬味を使うほうがよいでしょう。

作り方

① 万能葱は小口切り、生姜・にんにくは細かいみじん切りにする。大葉は粗みじんに切る。大根はおろして軽く水を絞る。これらを合わせ調味料の中に入れる。

② 鰹の皮の近くに金串を末広に打つ。塩を軽く振り、強火の直火にかざし皮側に焼き色をつける。身側は色が変わる程度に焼く。金串を回して抜き、氷水に取って十分冷まし、布巾に包み水気を取る。

③ 1cm幅の引き造りにして、上に❶をのせ、包丁の腹で軽く叩く。

④ 皿にあしらいの野菜や海藻と一緒に形よく盛る。

第8章 魚介の料理

鯖の味噌煮
体を温め、肺と胃の機能を高める

材料（4人分）
鯖（中）……1尾
生姜………1片
長葱………100g

〈煮汁〉
鰹だし……200ml
酒…………大さじ3
砂糖………大さじ2
みりん……大さじ2
醬油………小さじ1
赤味噌……大さじ3

1人分の栄養価
熱　　量：353kcal
たんぱく質：32.4g
塩　　分：2.8g
食物繊維：1.2g

薬膳の視点

◆鯖は肺と脾の虚弱を補って機能を高め、慢性の咳・食欲不振・むくみ・腹部や四肢の脹満などの症状を改善します。
◆生姜と葱は体を温め、寒気を取り除きます。
◆味噌の量が多いので熱を取る力がありますが、葱と酒を使用することによって味噌の寒性を和らげ、温める効果を出すことになります。
◆甘味を使いすぎると脾胃の機能を低下させることもあるので、胃腸の弱い人は砂糖の分量を減らすほうがよいでしょう。

作り方
① 鯖は二枚におろし、1枚を4等分にそぎ切りにして皮側に切り目を軽く入れる。
② 生姜は千切り、長葱は直火で焼き目をつけ3cmに切る。
③ 鍋にだし汁を煮立て、生姜・酒・砂糖・みりん・醬油・味噌2/3（大さじ2）を加え、鯖の皮側を上にして入れる。煮立ったらアルミ箔を落とし蓋にして強めの中火で5分煮る。
④ 鍋を傾け煮汁を寄せ、残りの味噌を溶きのばす。葱を加えてとろみがつくまで煮る。
⑤ 1人2切れずつ器に盛り、葱を添える。汁をかけ生姜をのせる。

・味噌を二度に分けて加えることで、味噌の香りを残すことができます。
・小さい子どもや高齢者には三枚におろして、腹骨も取るとよいでしょう。

鰯のつみれ汁

消化機能を高め、気血を補う

材料（4人分）

鰯（正味）……160g	〈A〉 おろし生姜 ……3g
長葱 …………10g	味噌 …………小さじ1
生姜 …………6g	片栗粉 ………大さじ1
昆布だし……800ml	
味噌 …………40g	

1人分の栄養価
- 熱　　量：92kcal
- たんぱく質：9.2g
- 塩　　分：1.5g
- 食物繊維：0.6g

薬膳の視点

◆ 鰯は体を温めて気血を補い、消化機能を高めます。脾気虚によるめまい・息切れ・食欲不振・体の重だるさ・むくみを改善します。

◆ 昆布と味噌は寒性なので、体を温める効果を高めたいときには、昆布だしの量を減らしたり、生姜と葱の量を増やしたりします。

作り方

① 鰯は、頭と内臓を除いて水洗いし、手開きして中骨と皮を取る。まな板の上で身を包丁で叩いた後、すり鉢に入れ、〈A〉を加え、すり混ぜる。

② 長葱は約5cmの長さのごく細い千切りにして水にさらし、白髪葱にする。生姜はごく細い千切りにし水に放し、針生姜にする。

③ 昆布だしに味噌2/3を溶き入れて煮立てる。❶のすり身をしゃもじやスプーンに取り、紡錘形に形を整えながら汁の中に落とす。浮いてきたら残りの味噌を加え沸騰直前に火を止める。

④ 椀に盛り、葱と針生姜をのせる。

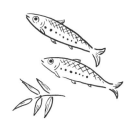

鰯のハンバーグ

気血を補い、消化不良を改善する

材料（4人分）

鰯	700g	胡椒	適量
玉葱	50g	卵	1個
パセリ（みじん切り）	大さじ2	サラダ油	大さじ1
焼き麩	20g	レモン	4切れ
白ワイン	大さじ2	ケチャップ	適量
塩	小さじ1/2	ウスターソース	適量

1人分の栄養価
- 熱　　量：352kcal
- たんぱく質：36.8g
- 塩　　分：1.2g
- 食物繊維：0.4g

薬膳の視点

◆鰯は気血を補い、消化機能を高めます。脾気虚によるめまい・息切れ・食欲不振・体の重だるさ・むくみを改善します。

◆玉葱は気の巡りをよくし、弱っている脾の機能を高め、湿を取り除きます。消化を促進して、げっぷ・吐き気・胃もたれ・腹部の膨満感・食欲不振・腹脹・下痢などの症状を改善します。

◆鰯と玉葱を合わせると、脾胃を補いながら温めて消化機能を高め、食欲不振・消化不良を改善します。

作り方

① 鰯の頭を取って内臓を出し、背びれと腹びれを取る。腹に指を入れて、背骨に指を当てながら裂くようにして開き、骨をはずす。身を5mm角に切る。

② 玉葱・パセリはみじん切り、焼き麩は7mm角に切る。

③ ボウルに鰯・卵・白ワイン・塩・胡椒を入れ、粘りが出るまで手で混ぜる。

④ ❸に玉葱・焼き麩・パセリを加え、さらによく混ぜる。4個の小判形にまとめる。

⑤ フライパンを温めて油を引き、❹を入れて片面に焦げ色がついたら返して焼く。両面に焦げ色がついたら蓋をして火を弱め、中まで火を通す（7～8分）。

⑥ 皿にほうれん草のソテー、千切りキャベツなどの付け合わせと一緒に盛り、レモンとソースを添える。

・鰯は手で開くほうが腹の骨がきれいに取れます。
・すり身状態にするとつみれのようになってしまって食感が悪くなります。

第8章 魚介の料理

鮭の幽庵焼き

体を温め、気血を補う

材料（4人分）

生鮭 …………… 4切れ(280g)

〈幽庵地〉
　酒 …………… 大さじ2
　みりん ………… 大さじ2
　醬油 ………… 大さじ2
　柚子の輪切り…4枚

〈菊花蕪〉
　小蕪 ……… 小4個
　塩 ………… 小さじ1/2
　赤唐辛子… 1/2本

〈合わせ酢〉
　酢 ………… 50ml
　昆布だし … 大さじ1
　砂糖 ……… 小さじ2

1人分の栄養価

熱　　量：154kcal
たんぱく質：14.1g
塩　　分：1.1g
食物繊維：0.5g

◆鮭は胃を温め、脾胃の機能を整えます。気血を補い、疲れ・めまい・胃痛・食欲不振・腹部の冷え・むくみ・下痢を改善します。

◆蕪は下気寛中・清熱利湿作用により、消化不良・多汗・腹脹・げっぷ・吐き気・便秘を取り除きます。

◆薬膳の考え方では、鮭の補う働きを蕪が妨げることになります。虚弱な人は蕪ではなく筆生姜を使うようにしましょう。

作り方

① 蕪の皮をむき、縦横に細く切り目を入れる。塩を振り、軽く重石をして30分ほど置く。しんなりしたら絞って合わせ酢を通し、再び絞る。

② 唐辛子の種を出し、小口から薄切りにして❶に加える。

③ 幽庵地を作り、鮭を途中で返しながら30分ほど漬ける。

④ 鮭の水気を切り、オーブンシートを敷いた天板に並べ、250℃に熱したオーブンで7～8分焼く。8分通り火が通ったら刷毛で幽庵地を1～2回塗り、乾かす程度に焼く。

⑤ 焼きたてを器に盛り、蕪を菊の花のように広げ、芯に赤唐辛子を置いて前盛りにする。

第8章 魚介の料理

鮭のマリネ
気血を補い、巡りをよくする

材料（4人分）

鮭 …………… 4切れ	白ワインビネガー … 40ml
玉葱 ………… 小1個	オリーブ油 ………… 大さじ1
レーズン …… 大さじ2	イタリアンパセリ …… 適量
松の実 …… 大さじ3	塩・胡椒 ………… 少々
にんにく …… 2片	小麦粉 ………… 少々
白ワイン …… 100ml	

1人分の栄養価
- 熱　　量：273kcal
- たんぱく質：20.3g
- 塩　　分：0.5g
- 食物繊維：0.3g

薬膳の視点

- ◆鮭は胃を温め、脾胃の機能を整えます。気血を補い、疲れ・めまい・胃痛・食欲不振・腹部の冷え・むくみ・下痢を改善します。
- ◆レーズン（葡萄）は気血を補い、気血不足のめまい・慢性の咳・口渇・貧血などの症状を改善し、流産を防ぎます。骨や筋・筋肉を強化し、リウマチ・下肢の痛み・風湿痛を和らげます。利尿作用により、むくみを取ります。料理には乾燥したレーズンを用います。
- ◆松の実は肺の気を補い、潤いを出します。肺の乾燥による咳、皮膚の乾燥を改善します。脾胃の機能を高め、大腸の乾燥による便秘を改善します。

作り方

① 鮭は皮と小骨を取り、平たく斜めのそぎ切りにして、塩・胡椒して水気を取る。
② 玉葱は薄切りに、にんにくはみじん切りにする。
③ 鮭に小麦粉を振ってオリーブ油でカラッと焼く。
④ にんにくと玉葱をオリーブ油で炒め、白ワイン・ワインビネガー・レーズン・松の実を加え、塩・胡椒して少し煮つめる。
⑤ ❹を❸にかけて冷やす。
⑥ 器に盛り、イタリアンパセリを散らして仕上げる。

鱈のマヨネーズ焼き

体を補い、血流をよくする

材料（4人分）

鱈 …………… 4切れ	マヨネーズ …… 大さじ4
小麦粉 ……… 大さじ2	レモン ………… 1/2個
生椎茸 ……… 50g	〈A〉塩 ……… 小さじ1/4
玉葱 ………… 160g	酒 ……… 少々
サラダ油 …… 大さじ2	胡椒 …… 少々

1人分の栄養価
熱　　量：251kcal
たんぱく質：18.7g
塩　　分：0.5g
食物繊維：1.4g

薬膳の視点

◆ 鱈は気血を補い、息切れ・疲れ・めまい・動悸などの症状を改善します。また血の流れをよくし、瘀血（おけつ）（血の塊）の症状をよくします。

◆ 椎茸は気を補い、胃の調子を整えます。脾胃虚弱の食欲不振・胃痛・げっぷ・嘔吐などの症状を緩和します。

◆ 玉葱は気の巡りをよくし、弱っている脾の機能を高め、湿を取り除きます。消化を促進して、げっぷ・吐き気・胃もたれ・腹部の膨満感・食欲不振・腹脹・下痢などの症状を改善します。

◆ マヨネーズは油の含有量が多く、ほかの食材の働きを邪魔する恐れがあるため控えめに使用しましょう。

作り方

① 鱈の骨と皮を取り〈A〉で下味をつける。
② 小麦粉を薄くつけ、テフロン加工のフライパンで軽く表面を焼く。
③ 玉葱は薄切り、生椎茸は千切りにして油で炒める。冷めたらマヨネーズと和える。
④ ❷の鱈を竹の皮やアルミホイルにのせ、❸をたっぷりのせてオーブンで焦げ色がつくまで焼く。
⑤ 器に盛り、くし形に切ったレモンを添える。

第 9 章

芋の料理

芋には多くの種類があり、
形状・性質・味・効能など、それぞれ異なります。
じゃが芋やさつま芋は、補気健脾の働きがありますが、
山芋（長芋）は補中益気・長肌肉・強陰の働きで
耳目聡明、長寿になります。これらに対して、
里芋は化痰軟堅・和胃の働きがあります。
『本草綱目』には、芋（里芋）、土芋（じゃが芋）、
薯蕷（山芋）、零余子（むかご）、甘薯（さつま芋）
などが記載されています。
『本朝食鑑』には、じゃが芋の記載はありません。
1600年前後に日本に伝来してから
まだ日が浅かったためだと思われます。

●本章で扱う主な食材の性質

第9章 芋の料理

食 材	性・味	帰経	効 能
里芋	平・甘・辛	大腸・胃・脾	化痰軟堅・消腫散結・益胃寛腸通便
じゃが芋	平・甘	胃・大腸	補気健脾・和胃調中
さつま芋	平・甘	肺・脾・腎	益気健脾・和胃調中・潤腸通便・退黄通乳
山芋	平・甘	脾・肺・腎	補脾養胃・生津益肺・補腎渋精
蒟蒻	寒・甘・辛	肺・脾・胃・大腸	清熱解毒・消腫散結・通便
にんじん	平(微温)・甘	肺・脾・心	養血・潤燥明目・斂肺止咳・健脾化滞
玉葱	温・辛・甘	脾・胃・肺・心	理気健脾・和胃消食
胡瓜	涼(寒)・甘	脾・胃・大腸・小腸	清熱解毒・止渇・利水消腫・潤膚美容
唐辛子	熱・辛	心・脾	温中散寒・健脾消食
海苔	寒・甘・鹹	肺	化痰軟堅・清熱利尿
鶏肉	平(温)・甘	脾・胃	補中益気・補精添髄
鶏卵	平・甘	肺・心・脾・肝・腎	滋陰潤燥・清熱解毒・清咽開音・養血安神
鱈	平(温)・鹹	脾	補益気血
鰹	平・甘	腎・脾	補腎益精・健脾利尿
バター	平・甘	心・肺・胃	補肺益胃・生津潤腸
チーズ	平・甘・酸	肺・肝・脾	養陰補肺・潤腸通便
砂糖	平・甘	脾・肺	潤肺生津・補中益気・緩急止痛
酢	温・酸・苦	肝・胃・脾	活血散瘀・消食化積・解毒殺虫

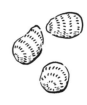

里芋の揚げ煮そぼろあんかけ

痰湿体質を改善し、便通をよくする

材料（4人分）

- 里芋 ………400g
- 鶏ひき肉 ….90g
- 揚げ油 ……適量
- 生姜汁 ……小さじ1/2

〈水溶き片栗粉〉
- 片栗粉……小さじ1
- 水 ………小さじ2

〈A〉
- 昆布と鰹のだし…100ml
- 砂糖……………大さじ2
- 醬油……………大さじ2+1/3

〈B〉
- 昆布と鰹のだし…60ml
- 砂糖……………大さじ2/3
- 醬油……………大さじ2/3

1人分の栄養価
- 熱　　量：187kcal
- たんぱく質：6.0g
- 塩　分：1.1g
- 食物繊維：3.7g

- ◆里芋は体内の腫塊（腫れやできもの）を和らげ、便通をよくし、痰を取り除くため、さまざまな痞えの症状・口渇・血便・下痢を改善します。
- ◆鶏肉は精気（生命活動の基礎となる物質）を補い、脾胃の機能を高めます。虚弱体質や、めまい・疲れ・四肢の無気力・痩せ・多汗・食欲不振・産後の乳汁不足などの症状を改善します。
- ◆生姜汁によって気の巡りをよくし、消化も促進されます。

作り方

① 里芋は皮をむき、水気をよく取ってから揚げる。竹串が通る程度まで火を通す。
② 煮汁の調味料〈A〉を合わせたところに❶を入れ、落とし蓋をして弱火で15分煮て味を含ませる。
③ 小鍋に鶏ひき肉と〈B〉を入れ、箸でかきまぜながら火を通す。生姜汁を加え、水溶き片栗粉でとろみをつける。
④ 里芋を器に盛り、そぼろあんをかける。

粉ふき芋

脾を補い、消化機能を高める

材料（4人分）

じゃが芋 …… 中2個（400g）
塩 ………… 小さじ1/3
胡椒 ……… 少々

1人分の栄養価	
熱　　量	：59kcal
たんぱく質	：1.8g
塩　　分	：0.4g
食物繊維	：8.9g

薬膳の視点

- ◆ じゃが芋は気を補い、脾胃の機能を高めます。脾気虚による内臓下垂・疲れ・多汗・息切れ・むくみ・胃痛・吐き気・嘔吐・便秘などの症状を改善します。
- ◆ 牛肉・鶏肉・豚肉などの肉類の付け合わせに最適です。
- ◆ 食べすぎると胃酸過多や胃もたれを起こしやすいので、玉葱や柑橘類を一緒に食べるとよいでしょう。

作り方

① じゃが芋は皮をむいて3cm角に切る。
② 深めの鍋に入れ、じゃが芋がかぶる程度の熱湯と小さじ1/2の塩を入れて茹でる。
③ 竹串を刺して十分やわらかくなったら、鍋蓋を当てながら湯を捨て、火にかけて水気を飛ばす。
④ 塩と胡椒を振り入れ、鍋を上下させてじゃが芋の表面に粉を吹かせる。

- じゃが芋を十分にやわらかく茹でること、粉を吹かせる前に水気を飛ばすことが大切です。
- じゃが芋を茹でるとき、塩を加えると旨味を逃がしません。また、湯を余分に入れると、じゃが芋の成分が流出してしまうので、注意します。
- 沸騰後強火にしたり何回も竹串を刺したり、菜箸のような太いものを刺したりすると崩れる原因になります。
- じゃが芋は糖質のほか、ビタミンCの豊富な食品です。

マッシュポテト

消化機能を高め、体を潤す

材料（4人分）

じゃが芋 …400g
塩 ………小さじ1

〈A〉
- バター …… 大さじ1+1/2
- 牛乳 …… 60ml
- 塩 ……… 小さじ1/4
- 白胡椒 … 少々

1人分の栄養価
- 熱　　量：107kcal
- たんぱく質：2.3g
- 塩　　分：0.5g
- 食物繊維：8.9g

薬膳の視点

◆ じゃが芋は気を補い、脾胃の機能を高めます。脾気虚による内臓下垂・疲れ・多汗・息切れ・むくみ・胃痛・吐き気・嘔吐・便秘などの症状を改善します。

◆ バターなどの乳製品は津液（正常な水分）を生じさせ、肺と腸を潤します。虚弱・疲れ・微熱・寝汗・口渇・喀血・空咳・皮膚の乾燥・かゆみ・便秘を改善します。ただし、胃腸の弱い人、白痰・黄痰の多い人、慢性下痢・皮膚のアレルギーある人は避けるほうがよいでしょう。

作り方

① じゃが芋は皮をむき、厚さ約1.2cmの輪切りにして、塩小さじ1を入れた熱湯でやわらかく茹でる。熱いうちに裏ごしする。

② ステンレスのボウルにじゃが芋と〈A〉を入れて弱火にかけ、泡立て器で空気が入るように混ぜる。

・じゃが芋がやわらかくなったかどうかの確認には竹串のような細いものを使用します。
・おいしいマッシュポテトにするためには裏ごしをすることが大事です。裏ごしは熱いうちに手早くしないと粘りが出てしまいます。

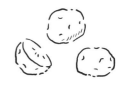

第9章 芋の料理

ポテトグラタン
消化機能を高め、体を潤す

材料（21cmグラタン皿1個分）

じゃが芋	600g
生クリーム	100ml
ピザ用ミックスチーズ	80g
水	1,000ml
塩	小さじ1+1/2
バター	大さじ1/2

〈A〉
- 塩 …… 小さじ1/2
- 胡椒 …… 少々
- ナツメグ … 少々

1/8個分の栄養価
- 熱　　量：141kcal
- たんぱく質：4.2g
- 塩　　分：0.5g
- 食物繊維：6.7g

薬膳の視点

◆じゃが芋は気を補い、脾胃の機能を高めます。脾気虚による内臓下垂・疲れ・多汗・息切れ・むくみ・胃痛・吐き気・嘔吐・便秘などの症状を改善します。

◆バターなどの乳製品は津液（正常な水分）を生じさせ、肺と腸を潤します。虚弱・疲れ・微熱・寝汗・口渇・喀血・空咳・皮膚の乾燥・かゆみ・便秘を改善します。

◆この料理は乳製品を多く使っているため、潤い効果にすぐれます。下痢しやすい人は注意して食べましょう。

作り方

① じゃが芋は皮をむいて半分に切り、6mmの厚さに切って水に放す。
② 水を沸騰させて塩を入れ、じゃが芋を茹でる。
③ タルト型にバターを塗り、じゃが芋を敷いて〈A〉を振る。もう一度じゃが芋を敷いて〈A〉を振り、生クリームをかける。
④ チーズを散らし250℃のオーブンで約20分焼く。

ポテトサラダ

気血を補い、消化機能を高める

材料（4人分）

じゃが芋 …300g	卵 …………1個
にんじん …150g	マヨネーズ …大さじ3
塩 ………小さじ1	〈下味〉
玉葱 ………50g	酢 ………小さじ1＋1/2
塩 ………小さじ1/4	サラダ油 …小さじ2
酢 ………小さじ1	塩 ………小さじ1/4
胡瓜 ………1本	胡椒 ………適量
塩 ………小さじ1/3	

1人分の栄養価

熱　　量：184kcal
たんぱく質：3.4g
塩　　分：1.0g
食物繊維：8.9g

薬膳の視点

◆じゃが芋は気を補い、脾胃の機能を高めます。脾気虚による内臓下垂・疲れ・多汗・息切れ・むくみ・胃痛・吐き気・嘔吐・便秘などの症状を改善します。

◆にんじんは血を補い、血虚（血の不足）による目の疲れ・かすみ・視力低下を改善します。肺気を収斂し、咳を鎮めます。脾の機能を高めて消化を促進し、消化不良・食欲不振・便秘・下痢を緩和します。

◆玉葱は気の巡りをよくし、弱っている脾の機能を高め、湿を取り除きます。消化を促進して、げっぷ・吐き気・胃もたれ・腹部の膨満感・食欲不振・腹脹・下痢などの症状を改善します。

作り方

① じゃが芋・にんじんはよく洗い、材料がかぶる程度の水に塩小さじ1を入れ、やわらかく茹でる。
② 熱いうちに皮をむき約1.2cmのいちょう切りにする。下味用の調味料をからませて冷ましておく。
③ 卵は茹でて2cm角に切る。
④ 玉葱は薄切りにして塩と酢をからませておく。胡瓜は小口から薄切りにして塩をからませておく。
⑤ ❷が常温にまで冷めたら玉葱と胡瓜を絞って加え、茹で卵とマヨネーズを加えて和える。

・じゃが芋は皮のまま茹でると、時間はかかりますが味がよく、崩れません。茹で時間を短くしたい場合は、皮をむき半分くらいに切って塩を加えた熱湯で茹でます。

- 熱いうちに下味をつけることで、よく染み込みます。また、マヨネーズは食べる直前ではなく、早めに加えて和えておくと味がなじみます。

第9章 芋の料理

さつま芋のバター煮

気を補い、腸を潤して便秘を改善する

材料（4人分）

さつま芋……400g	砂糖……大さじ1
バター……大さじ1	塩………少々
水…………200ml	

1人分の栄養価
熱　　量：156kcal
たんぱく質：1.2g
塩　　分：0.2g
食物繊維：2.2g

薬膳の視点

◆さつま芋は気を補い、脾胃の機能を高めます。食欲不振・めまい・疲れ・吐き気・げっぷ・むくみ・下痢などの症状を改善します。しかし、食べすぎると胃酸過多や胃もたれを起こしやすいので、気をつけましょう。
◆バターは津液（正常な水分）を生じさせ、肺と腸を潤します。虚弱・疲れ・微熱・寝汗・口渇・喀血・空咳・皮膚の乾燥・かゆみ・便秘を改善します。
◆さつま芋とバターが合わさって腸を潤し、便秘を改善します。

作り方

① さつま芋はきれいに洗い、皮ごと1.2cm角に切る。水に放してアクを抜き、ざるに上げて水気を切る。
② 鍋にバターを溶かし、さつま芋を入れて軽く炒める。
③ 水・砂糖・塩を加え、蓋をして沸騰したら火を弱め、煮汁がなくなるまで煮る。

- さつま芋を皮ごと使用することで食物繊維やミネラルを摂取することができます。

さつま芋しぼり

気を補い、便秘を改善する

材料（8個分）

さつま芋 ……250g（正味）
砂糖 ………20g
塩 …………少々

1人分の栄養価

熱　　量：73kcal
たんぱく質：0.6g
塩　　分：0g
食物繊維：1.1g

◆さつま芋は気を補い、脾胃の機能を高めます。食欲不振・めまい・疲れ・吐き気・げっぷ・むくみ・下痢などの症状を改善します。食べすぎると胃酸過多や胃もたれを起こしやすくなりますが、適量の蜜柑の皮のみじん切りを一緒に使うと防ぐことができます。

作り方

① さつま芋は2cm厚さの輪切りにして、厚めに皮をむき水に浸ける。
② 小鍋に芋を入れ、かぶる程度の水を加えてやわらかく茹でる。
③ 茹で水を芋の厚さの半分程度にして砂糖と塩を加える。蓋をして弱火でゆっくり煮詰める。
④ 水が大さじ1程度の量になったら火からおろす。すりこぎで潰し、温かいうちにラップで絞って形を整える。

・皮の下約2mmのところからアクが出るので厚めに皮をむくようにします。
・皮には食物繊維やミネラルが含まれているので、無駄にしないようにします。揚げてかりんとうにするとおいしく食べられます。

第9章 芋の料理

山芋のたたき
体を補い、消化機能を高める

材料（4人分）

山芋 ……200g
焼海苔 …1/2枚

〈A〉
- 酢 …… 大さじ2
- 醬油 …… 大さじ1
- 砂糖 …… 大さじ1/2
- 水 …… 大さじ1

1人分の栄養価
- 熱 量：64kcal
- たんぱく質：2.9g
- 塩 分：0.1g
- 食物繊維：1.0g

薬膳の視点

◆山芋は脾胃の虚弱を補い、消化機能をよくし、少食・疲れ・腹部の冷痛・下痢症状を改善します。肺を養い、乾燥による慢性の咳・喘息を改善します。腎の気を補い、病弱や老化による遺精・頻尿・おりものなどの症状を改善します。

◆薬膳では、山芋は加熱して使用することが基本です。虚弱な人はできるだけ火を通して使いましょう。

作り方

① 山芋は皮をむき 2cm角に切る。ポリ袋に入れ、まな板の上ですりこぎで叩く。
② 調味料〈A〉を合わせ、揉んだ海苔を加える（海苔酢）。
③ ❶の袋の底を切り、絞り出すようにして器に盛り、海苔酢をかける。

山芋のめんたい和え
体を補い、血流をよくする

材料（4人分）

山芋 …………… 400g
辛子明太子 …… 40g
あさつき・大葉 … 適量

〈合わせ酢〉
- 酢 …… 大さじ2
- 醬油 …… 大さじ1/2
- みりん …大さじ1

1人分の栄養価
- 熱 量：131kcal
- たんぱく質：6.7g
- 塩 分：0.8g
- 食物繊維：1.4g

- ◆ 山芋は脾胃の虚弱を補い、消化機能をよくし、少食・疲れ・腹部の冷痛・下痢などの症状を改善します。肺を養い、乾燥による慢性の咳・喘息を改善します。腎の気を補い、病弱や老化による遺精・頻尿・おりものなどの症状を改善します。
- ◆ 明太子は鱈の魚卵です。気血を補い、息切れ・疲れ・めまい・動悸などの症状を改善します。血の流れをよくして瘀血(おけつ)（血の塊）を取り除き、喀血・打撲・痛み・脚気などの症状を改善します。
- ◆ 薬膳では、山芋は加熱して使用することが基本です。虚弱の人はできるだけ火を通して使いましょう。

作り方

① 明太子の薄皮を切り、中身をボウルに出してほぐしておく。
② あさつきは小口切りに、大葉は細切りにする。
③ 山芋の皮をむき、スライサーでおろすか、細い千切りにして❶に加え混ぜる。
④ 器に盛って合わせ酢を注ぎ、あさつきと大葉を添える。

とろろ汁

体を補い、熱を取る

材料（4人分）

山芋	300g(正味)	焼海苔	1/2枚
卵	大1個	練りわさび	少々
昆布と鰹のだし	600ml	〈酢水〉	
塩	小さじ1	酢	大さじ1
醤油	少々	水	600ml

1人分の栄養価

熱　　量：143kcal
たんぱく質：7.1g
塩　　分：1.3g
食物繊維：2.0g

- ◆ だし汁に生の山芋を加えた汁で、体を滋養し、熱を取ります。
- ◆ 鶏卵は体を滋養し臓腑を潤して、微熱・口渇・空咳・声嗄れ・発声困難などを改善します。血を養って精神を安定させ、不眠・多夢・めまい・精神不安を緩和します。また胎動を安定させて流産を防止します。

作り方

① 山芋は皮をむき、酢水に10分ほど浸けてアクを抜く。
② 鍋にだし汁を煮立て、塩と醤油ですまし汁よりやや濃いめの汁を作り、冷ます。
③ 芋の水気を拭き取り、すり鉢の内側ですりおろす。さらにすりこぎですりながら溶き卵を少しずつ加え、よくすり合わせる。
④ ❸に冷ましただし汁を少しずつ加えすりのばして、とろろ汁を作る。
⑤ 器にとろろ汁を入れ、揉み海苔を振りかけ、練りわさびを添える。

蒟蒻のピリ辛炒め

清熱解毒の作用で便通をよくする

材料（4人分）

蒟蒻 …………2枚	醤油 ………大さじ2
赤唐辛子……2本	鰹削り節……5g

1人分の栄養価

熱　　量：14kcal
たんぱく質：1.2g
塩　　分：0.4g
食物繊維：2.2g

薬膳の視点

◆ 蒟蒻は寒性で熱を冷まします。口渇や便秘を改善し、腫塊（腫れやできもの）を取り除きます。蒟蒻芋の塊根には毒がありますが、加工することで安全に食べられるようになっています。
◆ 熱性の唐辛子は蒟蒻の寒性を緩和します。
◆ 鰹は味をよくするために入れていますが、補う働きで蒟蒻の効果を妨げます。清熱解毒の効果を期待するときには、使わないか、少なめに使うようにしましょう。

作り方

① 蒟蒻は、2.5cm角にちぎる。赤唐辛子は種を出し、小口切りにする。
② 鍋を熱し、蒟蒻を入れ、表面が乾く程度まで強火でから炒りにする。
③ 蒟蒻に唐辛子を加え、醤油を少しずつ入れながらからませる。
④ 火を止めてから、鰹削り節をからませる。

・蒟蒻の水分をしっかり飛ばすことがおいしさにつながります。
・醤油を一度に入れると水っぽくなるので蒸発させながら加えるようにします。
・こくが欲しいときには、胡麻油で炒るとよいでしょう。
・低カロリーで食物繊維がたくさん摂取できます。

第 10 章

葉茎菜の料理
（ようけいさい）

葉茎菜類の野菜には、
ほうれん草・春菊・小松菜・キャベツなどがあります。
『本草綱目』の菜部に記載されている野菜は104種類もあり、
昔から日常的に食べられてきたことが窺えます。
同書には、菠菜（ほうれん草）は甘・冷・滑で、
利五臓・通腸胃熱・通血脈・止渇潤燥などの
働きがあると書かれています。
また茼蒿（春菊）は甘・辛・平で、
（とうこう）
安心気・養脾胃・消痰飲・利腸胃の働きがあり、
甘藍（キャベツ）は甘・平で、
（かんらん）
益腎・填髄脳・利五臓六腑・明耳目・益心力などの
働きがあるとも記載されています。
『本朝食鑑』の菜部に収載されている野菜は79種で、
『本草綱目』よりも少ないです。

●本章で扱う主な食材の性質

食材	性・味	帰経	効能
ほうれん草	涼・甘・渋	胃・大腸・膀胱	養血止血・斂陰潤燥・清熱止渇
春菊	平・辛・甘	肺・胃	清肺化痰・疏肝和胃・清心通腑
小松菜	温・辛・甘	肝・胃・肺・大腸	養陰潤燥・利肺鎮咳・潤腸通便
キャベツ	平・甘	胃・腎・肝	補中益気・健脾益腎
セロリ（芹菜）	涼・甘・辛	肺・胃	清熱利尿・涼血止血
じゃが芋	平・甘	胃・大腸	補気健脾・和胃調中
にんじん	平（微温）・甘	肺・脾・心	養血・潤燥明目・斂肺止咳・健脾化滞
玉葱	温・辛・甘	脾・胃・肺・心	理気健脾・和胃消食
ピーマン	熱・辛	心・脾	温中散寒・開胃消食
胡瓜	涼（寒）・甘	脾・胃・大腸・小腸	清熱解毒・止渇・利水消腫・潤膚美容
ズッキーニ	寒・甘	肺・胃・腎	清熱生津・潤肺止渇・消腫散結・利尿通淋
トマト	微寒・甘・酸	肝・脾・胃	清熱解毒・生津止渇・健胃消食
えんどう豆	平・甘	脾・胃	和中下気・祛湿利尿・解毒・補中益気
にんにく	温・辛・甘	脾・胃・肺	健胃止痢・辛温散寒・止咳祛痰・殺虫
唐辛子	熱・辛	心・脾	温中散寒・健脾消食
レモン	平・酸・甘	脾・胃・肺	生津止渇・祛暑・利肺潤喉・安胎
黒胡麻	平・甘	肝・腎・大腸	滋補肝腎・養血益精・潤燥滑腸
油揚げ（豆腐）	寒・甘	脾・胃・大腸	清熱解毒・益気和中・生津潤燥
鰹	平・甘	腎・脾	補腎益精・健脾利尿
ベーコン	温・鹹	脾・胃	健脾開胃・生津益血・固精壮陽・止泄
チーズ	平・甘・酸	肺・肝・脾	養陰補肺・潤腸通便
菜種油	温・辛	肝・脾・肺	通便・解毒
酢	温・酸・苦	肝・胃・脾	活血散瘀・消食化積・解毒殺虫

ほうれん草のおひたし

血を補い、熱を取る

材料（4人分）

ほうれん草……200g	醤油……適量
鰹削り節………5g	塩………小さじ1

1人分の栄養価
- 熱　量：14kcal
- たんぱく質：2.1g
- 塩　分：0.2g
- 食物繊維：1.4g

薬膳の視点

◆ ほうれん草は血を補い、体の乾燥を潤し、痩せ・目の乾燥・口渇・貧血・痔の出血を改善します。また肝熱による目赤・煩熱、腸と胃の熱による便秘などの症状を軽減します。便通をよくすることで痔の予防になります。

◆ 鰹は精力を補益し、脾の機能を高めます。利尿作用により虚弱体質の喘息・食欲不振・体の重だるさ・足腰のだるさ・むくみ・頻尿・排尿困難を改善します。

作り方

① 鍋にたっぷりの湯を沸かし、塩を入れてほうれん草を茹でる。
② すぐに冷水に取り、十分冷やしてから全体を絞り余計な水分を取る。全体に醤油を振り、きれいに並べて約4cmの長さに切る。
③ 軽く水気を絞り器に盛る。削り節を天盛りにし、醤油を添える。

ほうれん草のソテー

血を補い、熱を取る

材料（4人分）

ほうれん草……200g
菜種油…………大さじ1
塩・胡椒………各少々

1人分の栄養価
- 熱　量：42kcal
- たんぱく質：1.1g
- 塩　分：0.5g
- 食物繊維：1.4g

薬膳の視点

◆ ほうれん草は血を補い、体の乾燥を潤し、痩せ・目の乾燥・口渇・貧血・痔の出血を改善します。また肝熱による目赤・煩熱、腸と胃の熱による便秘などの症状を軽減します。便通をよくすることで痔の予防になります。

◆ ほうれん草と油を合わせることによって、養血潤燥の働きが強まり、体を滋養します。便通を促し、血虚（血の不足）による便秘を改善します。

◆ 涼性なので下痢の傾向がある人は食べすぎないように気をつけましょう。

作り方

① ほうれん草は根に切り目を入れてきれいに洗い、塩を入れたたっぷりの熱湯で茹でる。水に取って絞り、4cmの長さに切る。

② 菜種油を温めてほうれん草を炒め、塩・胡椒で味をつける。

春菊の胡麻和え

痰熱を取り、肺の働きを高める

材料（4人分）

春菊 …………… 200g　　砂糖 …… 大さじ1
　塩 ………… 小さじ1　　醬油 …… 大さじ1
黒胡麻 ……… 20g

1人分の栄養価
熱　　量：52kcal
たんぱく質：2.4g
塩　　分：0.7g
食物繊維：2.1g

薬膳の視点

◆ 春菊は肺熱を冷まし、咳・黄痰などを取り除きます。不安・不眠、熱による小便不利・便秘などの症状を解消します。ストレスを解消し、胃の機能を高め、食欲不振・胸脇苦満（胸脇部が脹って苦しい）・口臭などの症状を改善します。

◆ 黒胡麻は、『本草綱目』には「堅筋骨、明耳目、耐飢渇延年」の働きがあると書かれています。虚弱・痩せ・視力低下・物忘れ・便秘などの症状を改善します。

◆ 春菊の清肺疏肝の働きと、黒胡麻の滋補肝腎・養血益精の働きが合わさって、臓腑を滋養しながら熱を取ります。

作り方

① 鍋にたっぷりの湯を沸かし、塩を入れて春菊を茹でる。すぐに冷水に取り、十分冷やしてから全体を絞り、余計な水気を取る。約4cmの長さに切る。
② 鍋を加熱し、黒胡麻を煎る。熱いうちにすり鉢ですり。
③ 油が出てきたら、砂糖・醬油を加えてさらにすり、食卓に出す直前に❶を和える。

・和えてから時間がたつと、水分が出て水っぽくなります。

小松菜の煮びたし

体を潤し、便通をよくする

材料（4人分）

小松菜 ……200g	塩 ………小さじ1/4
油揚げ……1/2枚	醬油 ……小さじ1/2
鰹だし ……200ml	

1人分の栄養価

熱　　量：35kcal
たんぱく質：2.5g
塩　　分：0.3g
食物繊維：1.1g

薬膳の視点

◆ 小松菜は陰液（血・津液・精）を滋養し、肺の働きを調整して冬のかぜの咳や喘息を改善します。腸を潤して便秘を解消します。
◆ 油揚げは、揚げることによって豆腐の寒性が弱まります。小松菜と合わせると、潤す働きと補う働きが強くなります。

作り方

① 小松菜は根元に切り目を入れてよく洗う。
② 鍋にたっぷりの熱湯を沸かし、塩（分量外）を入れて茹でる。冷水に取り、冷えたら絞って4cmに切る。
③ 油揚げは縦半分に切り、小口から0.5cm幅に切る。
④ 鍋でだし汁を温めて、油揚げと塩を入れ、弱火で1〜2分煮る。
⑤ 小松菜を加え、火を止めて醬油を入れ、冷ましてから器に盛る。

野菜の甘酢漬け

熱を取り、食欲を増す

材料（4人分）

キャベツ	200g
胡瓜	2本
セロリ	60g
塩	小さじ2

〈漬け汁〉

酢	大さじ4
砂糖	大さじ3
サラダ油	大さじ1 + 1/2
胡麻油	小さじ1
赤唐辛子	2本

1人分の栄養価

- 熱　量：107kcal
- たんぱく質：1.3g
- 塩　分：1.3g
- 食物繊維：1.7g

薬膳の視点

- ◆ キャベツは気を補い、脾胃の機能を高めて、虚弱によるめまい・疲れ・食欲不振などの症状を緩和します。また腎の機能を高めて、健忘・聴力低下・四肢の無力を改善します。
- ◆ 胡瓜は熱病の口渇、咽の痛みや腫れなどを改善します。利尿作用によって体内の余分な水分を排出し、下痢・浮腫などを解消します。また皮膚を潤し、赤みや乾燥などを取って、肌の調子を整えます。
- ◆ セロリは熱を冷まし、排尿を通じてかぜの発熱、黄疸、肺熱の咳を鎮めます。熱によって生じた出血・血尿を改善します。
- ◆ 胡瓜とセロリの涼性で熱を取る効果を期待したいときは唐辛子を使わないほうがよいでしょう。キャベツの補益効果を期待したいときは唐辛子を使うほうがよいです。

作り方

① キャベツは約4cmの色紙切りにする。胡瓜は4cmの長さに切り4～6つ割りにする。セロリは4cmの短冊切りにする。
② ❶をボウルに入れ、塩をからめて20分ほど置く。出てきた水分を捨てる。
③ 唐辛子は種を出して開き、細い千切りにする。
④ 鍋に油を入れ、少し温まったら唐辛子を加え香りを出し、すぐに砂糖・酢を入れて沸騰させて胡麻油を加える。
⑤ ❹を❷の野菜にかけ、さっとかき混ぜて冷めるまで置く。

- 野菜の水分を除くとき、野菜は絞らずに水分だけを捨てるようにします。
- 熱い漬け汁をかけることで野菜の色が鮮やかになるとともに、味もよく染みます。

第10章　葉茎菜の料理

キャベツのサラダ（コールスロー）

胃の調子を整え、食欲を増す

材料（4人分）

キャベツ	400g
にんじん	40g
ピーマン	小1個
玉葱	40g
セロリ	30g
スタッフドオリーブ	3個
パセリ	適量

〈A〉
- レモン汁 …… 大さじ1/3
- 塩 …… 小さじ1/3
- 胡椒 …… 少々
- サラダ油 …… 小さじ1

〈フレンチドレッシング〉
- 酢 …… 大さじ1
- 塩 …… 小さじ2/3
- 胡椒 …… 少々
- サラダ油 …… 大さじ3

1人分の栄養価

- 熱　　量：122kcal
- たんぱく質：1.6g
- 塩　　分：1.0g
- 食物繊維：2.4g

薬膳の視点

- ◆キャベツは気を補い、脾胃の機能を高めて、虚弱によるめまい・疲れ・食欲不振などの症状を緩和します。また腎の機能を高めて、健忘・聴力低下・四肢の無力を改善します。
- ◆にんじんは血を補い、血虚（血の不足）による目の疲れ・かすみ・視力低下を改善します。肺気を収斂し、咳を鎮めます。脾の機能を高めて消化を促進し、消化不良・食欲不振・便秘・下痢を緩和します。
- ◆玉葱は気の巡りをよくし、弱っている脾の機能を高め、湿を取り除きます。消化を促進して、げっぷ・吐き気・胃もたれ・腹部の膨満感・食欲不振・腹脹・下痢などの症状を改善します。
- ◆ピーマンは脾胃を温め、寒気を取り除きます。脾胃の虚弱による腹部の冷えと痛み・嘔吐・下痢などの症状を止めます。
- ◆セロリは熱を冷まし、排尿を通じてかぜの発熱、黄疸、肺熱の咳を鎮めます。熱によって生じた出血・血尿を改善します。
- ◆レモンは食欲を増し、津液（正常な水分）を生じさせて熱を取る働きがあります。暑熱による熱感や口渇を改善します。また、つわりや胎動不安に効果的です。
- ◆酢は温性で、血流を促進する働きがあります。
- ◆この料理はキャベツを中心としたもので、体の補益効果が期待できます。しかし、胃腸の弱い人は、同じ材料を蒸すか、すばやく炒めるなどして加熱

するほうがよいでしょう。

作り方
① キャベツはごく細い千切りにして氷水に放してパリッとさせる。にんじんもごく細い千切りにする。
② ピーマンは薄い輪切りにし、さっと熱湯に通す（生のままでもよい）。
③ セロリは千切り、玉葱は薄切りにして水に放す。
④ オリーブは輪切りにする。
⑤ ボウルに酢・塩・胡椒を入れ、撹拌器で混ぜながらサラダ油を少しずつ加え、フレンチドレッシングを作る。
⑥ 野菜の水気を取り、ボウルに入れて〈A〉で下味をつけてから器に入れ、小口切りのオリーブを散らす。
⑦ フレンチドレッシングをかけてパセリを飾る。

・野菜は冷水に浸けると歯ごたえがよくなりますが、ビタミンCや旨味成分も溶け出すので、短時間にとどめます。
・ドレッシングをかけて時間を置くと野菜の水分が出てくるので、食べる直前に和えることが大切です。

ジュリエンヌスープ
気の巡りをよくし、食欲を増す

材料（4人分）

玉葱 …………100g	バター……………大さじ1
にんじん ………40g	固形スープの素 …2個
さやえんどう …10g	水 ………………800ml
ベーコン ………15g	塩・胡椒…………各適量

1人分の栄養価
熱　　量：94kcal
たんぱく質：1.1g
塩　　分：1.5g
食物繊維：0.7g

◆玉葱は気の巡りをよくし、弱っている脾の機能を高め、陽気を通じさせて、湿を取り除きます。消化を促進して、げっぷ・吐き気・胃もたれ・腹部の膨満感・食欲不振・腹脹・下痢などの症状を改善します。
◆にんじんは血を補い、血虚（血の不足）による目の疲れ・かすみ・視力低

下を改善します。肺気を収斂し、咳を鎮めます。脾の機能を高めて消化を促進し、消化不良・食欲不振・便秘・下痢を緩和します。
◆この料理は脾の機能を高め、停滞している飲食物の消化を促進し、消化不良・食欲不振・便秘・下痢を改善します。
◆できれば市販のスープの素ではなく、自家製のチキンスープや野菜スープを使うほうがよいでしょう。

作り方
① 玉葱・にんじん・ベーコンは千切り、さやえんどうは筋を取って千切りにする。
② 鍋にバターを溶かし、玉葱とベーコンをゆっくり炒める。
③ ❷に水・固形スープの素・にんじんを加え、やわらかく煮る。
④ さやえんどうを加えて、やわらかくなったら塩・胡椒で味を調える。

ミネストローネ
気を補いながら巡らせ、老廃物を出す

材料（4人分）
キャベツ	100g	ベーコン	50g
じゃが芋	1個	にんにく	1片
玉葱	1個	ベイリーフ（月桂樹の葉）	1枚
にんじん	1/2本	オリーブ油	大さじ2
ズッキーニ	1/2本	固形スープの素	2個
セロリ	1/2本	水	1,000ml
トマト	1個	パルメザンチーズ	20g
		塩・胡椒	各適量

1人分の栄養価
熱　　量：208kcal
たんぱく質：6.2g
塩　　分：0.5g
食物繊維：7.1g

◆キャベツは気を補い、脾胃の機能を高めて、虚弱によるめまい・疲れ・食欲不振などの症状を緩和します。また腎の機能を高めて、健忘・聴力低下・四肢の無力を改善します。
◆じゃが芋は気を補い、脾胃の機能を高めます。脾気虚による内臓下垂・疲れ・多汗・息切れ・むくみ・胃痛・吐き気・嘔吐・便秘などの症状を改善し

ます。

◆ にんじんは血を補い、血虚（血の不足）による目の疲れ・かすみ・視力低下を改善します。肺気を収斂し、咳を鎮めます。脾の機能を高めて消化を促進し、消化不良・食欲不振・便秘・下痢を緩和します。

◆ 玉葱は気の巡りをよくし、弱っている脾の機能を高め、湿を取り除きます。消化を促進して、げっぷ・吐き気・胃もたれ・腹部の膨満感・食欲不振・腹脹・下痢などの症状を改善します。

◆ ズッキーニ・セロリ・トマトは寒涼性で熱を取り、津液（正常な水分）を生じさせ、肺を潤します。風邪の発熱・口渇・空咳・痰少・イライラを取ります。利尿作用によって、むくみ・腹脹・尿が濃い・排尿痛を改善します。

◆ チーズは肺を潤し、津液を生じさせ、便通をよくします。

◆ この料理には補気・理気・清熱の性質がある野菜をたくさん使っています。体の気を補いながら巡らせ、老廃物の排泄を促進します。加熱調理をすることによって、寒涼性の食材の性質は弱められます。最後に滋陰作用のあるチーズを加えて体を滋養します。

作り方

① 玉葱・にんにくはみじん切りにする。

② にんじん・ズッキーニ・セロリは1cm角、じゃが芋・キャベツは1.5cm角に切る。

③ トマトは皮を湯むきして2cm角に切る。

④ ベーコンは1cm幅に切る。

⑤ オリーブオイルで玉葱・にんにくをきつね色になるまで炒め、ベーコンを加えて炒める。

⑥ トマト以外の野菜、固形スープの素、水、ベイリーフを加え、弱火で1時間ゆっくり煮込む。

⑦ トマトを加え塩と胡椒で味を調える。

⑧ 器に盛り、パルメザンチーズをかける。

・イタリアの地方によっては穀類・豆・パスタなどを入れることもあり、「食べるスープ」といわれています。

第 11 章

根菜の料理

根の部分を食べる野菜には、

大根・蕪・にんじん・牛蒡・蓮根などがありますが、

それぞれ性質・性味・効能が異なります。

『本草綱目』と『本朝食鑑』には、以下のような記述があります。

蕪菁(かぶ)は苦・温で、

利五臓・軽身・消食・下気止咳の働きがある。

莱菔(大根)は辛・甘・温で、

利五臓・軽身・消痰止咳・化痰消導・袪邪熱気などの働きがある。

胡蘿蔔(にんじん)は甘・辛・微温で、

安五臓・補中下気・利胸膈腸胃などの働きがある

(『本朝食鑑』では「人参菜」)。

蓮藕(蓮根)は甘・平で、

治熱渇・散留血・止悶除煩開胃などの働きがある。

悪実(牛蒡)は苦・寒で、寒熱汗出・消渇熱中・癰腫などを治療し、

五臓の悪気を取り除いて通十二経脈・令人身軽の働きがある。

悪実という名前は、実の殻に棘が多くあり、

体を刺したり服に引っかかったりすることに由来しています。

第11章 根菜の料理

● 本章で扱う主な食材の性質

食材	性・味	帰経	効能
大根	涼・辛・甘	肺・胃・脾	順気消食・下気寛中・清化熱痰・散瘀止血
蕪	平・辛・甘・苦	心・肺・脾・胃	下気寛中・清熱利湿
にんじん	平(微温)・甘	肺・脾・心	養血益肝明目・斂肺止咳・健脾化滞
蓮根	寒・甘	心・脾・胃	涼血散瘀・清熱生津・健胃開胃・養血生肌・止瀉
牛蒡	寒(平)・苦	肺・胃	清熱祛風・利水消腫
長葱	温・辛	肺・胃	発汗解表・散寒通陽・解毒散結
玉葱	温・辛・甘	脾・胃・肺・心	理気健脾・和胃消食
セロリ(芹菜)	涼・甘・辛	肺・胃	清熱利尿・涼血止血
菊花	微寒・辛・甘・微苦	肝・肺	疎風清熱・清肝明目・清熱解毒
山椒(花椒)	温(熱)・辛(小毒)	脾・胃・腎	温中散寒止痛・燥湿除痺・殺虫
唐辛子	熱・辛	心・脾	温中散寒・健脾消食
白胡麻	平・甘	肺・脾・大腸	潤燥滑腸
からし(白芥子)	温・辛	肺・胃	温肺化痰・理気散結・通絡止痛
油揚げ(豆腐)	寒・甘	脾・胃・大腸	清熱解毒・益気和中・生津潤燥
昆布	寒・鹹	肝・胃・腎	軟堅消痰・利水消腫
牛乳	平・甘	心・肺・胃	補肺益胃・生津潤腸
バター	平・甘	心・肺・胃	補肺益胃・生津潤腸
酢	温・酸・苦	肝・胃・脾	活血散瘀・消食化積・解毒殺虫

大根と油揚げの味噌汁

気の巡りをよくし、消化を促進する

材料（4人分）

大根 ………120g	昆布と鰹のだし…700ml
油揚げ……1/2枚	味噌 ………………45g
万能葱 ……5本	

1人分の栄養価
熱　　量：55kcal
たんぱく質：3.4g
塩　　分：1.4g
食物繊維：1.2g

薬膳の視点

◆ 大根は肺気と胃気を降ろして巡らせ、消化不良を解消します。腹部の脹満・げっぷ・嘔吐・吐き気・下痢・便秘を改善します。また熱痰を取り除き、肺熱の咳・痰多・痰黄・声嗄れを改善します。
◆ 油揚げは、揚げることによって豆腐の寒性が弱まっています。
◆ 大根料理には、味をよくするために、このようによく昆布と鰹節のだしを用いますが、薬膳の視点からみると、昆布は寒性で清化熱痰の働きがあり、鰹節は平性で温腎益精・健脾利尿の働きがあるので、あまり相性がよくありません。また、鰹節が大根の清化熱痰の働きを弱めることにもなります。薬膳として大根の効果を期待するときには、昆布だしを使うことをお勧めします。

作り方

① 油揚げは縦半分に切り、小口から5mm幅に切る。
② 大根は繊維に沿って千切りにする。万能葱は3mmの小口切りにする。
③ だし汁と大根を火にかける。沸騰したら弱火にして油揚げも加え弱火でしばらく煮る。
④ 大根がやわらかくなったら、味噌を溶いて加え、沸騰直前に火を止める。
⑤ 椀に盛り、葱を散らす。

第11章 根菜の料理

大根と黄菊の漬け物

熱を取り、消化を促進する

材料（8人分）

大根 …………… 800g
昆布（5cm角）… 1枚
菊花 …… 2個
塩 ……… 大さじ1

1人分の栄養価
熱　　量：42kcal
たんぱく質：1.5g
塩　　分：4.1g
食物繊維：4.6g

薬膳の視点

◆ 大根は肺気と胃気を降ろして巡らせ、消化不良を解消します。腹部の脹満・げっぷ・嘔吐・吐き気・下痢・便秘を改善します。また熱痰を取り除き、肺熱の咳・痰多・痰黄・声嗄れを改善します。

◆ 昆布と菊花は夏かぜによる発熱・頭痛・咳・のどの痛みを治します。肝にこもっている熱を冷まし、目の充血・かすみを改善します。清熱解毒作用により、吹き出物・皮膚の赤み・腫れの毒を排出します。

作り方

① 大根は皮をむき、包丁を途中まで入れてひねるようにして一口大に割ってボウルに入れる。大根の切り口がギザギザになって味がよく染み、独特の歯ごたえになる。
② 昆布は細切りにし、黄菊は花びらを摘んで加える。
③ 塩を振って軽く混ぜ、皿をのせた上に重石をのせ、冷蔵庫に1日置く。
④ 汁気を絞って器に盛る。

・漬け物なので多めに作っておくと便利です。

切り干し大根と油揚げの煮物

消化を促進し、食欲を増す

材料（4人分）

切り干し大根 …… 50g
にんじん …… 60g

油揚げ……………… 1枚	みりん…… 大さじ2	
酒 ……………… 大さじ1	粉山椒… 少々	
切り干し大根の戻し汁…適量	醬油…… 大さじ1＋1/2	

1人分の栄養価
熱　　量：91kcal
たんぱく質：3.5g
塩　　分：0.9g
食物繊維：3.2g

薬膳の視点

◆ 大根は肺気と胃気を降ろして巡らせ、消化不良を解消します。腹部の脹満・げっぷ・嘔吐・吐き気・下痢・便秘を改善します。また熱痰を取り除き、肺熱の咳・痰多・痰黄・声嗄れを改善します。

◆ 大根と相性の良い油揚げは、豆腐を揚げたことによって寒性が弱まっています。

◆ 薬膳の考え方では、体を補う作用があるにんじんを大根と合わせて使うことはありませんが、色どりとして使うことは問題ないでしょう。同様に、大根と朝鮮人参を同時期に摂ることも避けます。

作り方

① 切り干し大根は水で洗い、たっぷりの水に10〜15分浸け、ざるに上げて自然に水気を切る。

② にんじんは幅5mm長さ2〜3cmの細めの短冊切りにする。油揚げは縦半分に切り、小口から5mm幅に切る。

③ 厚手の鍋に酒を入れ、油揚げを酒炒りする。油揚げの表面に火が通ったら、にんじん・大根、濾した戻し汁をひたひたに加える。

④ 煮立ったら醬油・みりんを加え、中火で大根がやわらかくなるまで20分ほど煮る。

⑤ 器に盛り、粉山椒を振る。

蕪のあちゃら漬け
消化を促進する

材料（4人分）

蕪……小6個

〈漬け汁〉
酢……………… 100ml
砂糖………… 大さじ2
赤唐辛子…… 1本
昆布だし……… 100ml

1人分の栄養価
熱　　量：31kcal
たんぱく質：0.5g
塩　　分：1.3g
食物繊維：0.1g

141

- ◆蕪は気を降ろし、消化不良・腹部の脹満・げっぷ・吐き気などの症状を改善します。唐辛子と合わせると、気を巡らせる働きがさらに強くなります。
- ◆酢と砂糖の量が多いと、気の巡りに支障があるので分量を加減しましょう。

作り方

① 蕪は皮をむいて薄切りにし、海水程度の塩水（約3%）に20分浸ける。
② 赤唐辛子は種を除いて小口切りにする。
③ 漬け汁の材料を合わせた中に、水気を絞った蕪を入れ、冷蔵庫に30分以上置く。

蓮根のきんぴら

熱を取り、食欲を増す

材料（4人分）

蓮根 ………200g	一味または七味唐辛子 …少々
胡麻油 ……大さじ1	〈酢水〉
みりん ……大さじ1＋1/2	水 ……………500ml
醬油 ………大さじ1＋1/2	酢 ……………5ml

1人分の栄養価
- 熱　　量：82kcal
- たんぱく質：1.0g
- 塩　　分：0.8g
- 食物繊維：1.0g

- ◆蓮根の性質は寒ですが、しっかり加熱すると脾胃の働きを強化し、下痢・疲れ・食欲不振・血虚（血の不足）を改善します。生に近い状態で食べると血熱を冷まして津液（正常な水分）を生じさせ、熱による瘀血（血の塊）を取り除いて、各種出血・目赤・痛みを取ります。
- ◆唐辛子は熱性で辛味をもち、蓮根の寒性を緩和します。清熱効果を期待したいときには避けるようにします。

作り方

① 蓮根は皮をむき、酢水に浸ける。
② 水気を取り、四つ割にして小口から薄くいちょう切りにする。
③ 鍋に胡麻油を入れて温め、蓮根を強火で炒める。8割ほど熱が通ったらみりんと醬油を入れ炒め上げる。最後に香辛料を振る。

きんぴら牛蒡

熱を取り、むくみを解消して体を軽くする

材料（4人分）

牛蒡	200g	醬油	大さじ2
にんじん	80g	赤唐辛子	1本
油	大さじ1	酢	少々
みりん	大さじ2		

1人分の栄養価
- 熱　　量：93kcal
- たんぱく質：1.6g
- 塩　　分：1.1g
- 食物繊維：3.4g

薬膳の視点

- ◆ 牛蒡は、外感寒熱の汗、中風による顔のむくみ、咳、消渇（糖尿病など）、できもの、便秘などの症状を改善します。
- ◆ にんじんは血を補い、血虚（血の不足）による目の疲れ・かすみ・視力低下を改善します。肺気を収斂し、咳を鎮めます。脾の機能を高めて消化を促進し、消化不良・食欲不振・便秘・下痢を緩和します。
- ◆ 牛蒡を多く使っているので体を冷やす力が強い料理ですが、熱性の唐辛子の分量を増やすことによって牛蒡の寒性を多少緩和することができます。
- ◆ 牛蒡はにんじんと組み合わせるよりも、蒟蒻やアスパラガスと合わせるほうが、通便の働きが増します。

作り方

① 牛蒡はたわしでよく洗い、長さ4cmの千切りにして、少量の酢を入れた水に放し、アクを抜いてからざるに上げる。にんじんも長さ4cmの千切りにする。
② 唐辛子はぬるま湯に浸けてやわらかくしてから種を出し、小口から薄く切る。
③ 炒めもの用の鍋に油を入れ、牛蒡を炒める。油が回ったら唐辛子とにんじんを加えて軽く炒める。
④ みりんと醬油を加え、水分がなくなるまで炒め上げる。

- 牛蒡は泥つきのもののほうが香りが高く、おいしいです。
- 牛蒡をやわらかく仕上げたい場合は、調味料を加えてから鍋の蓋をして弱火で煮てから炒め上げます。

牛蒡のサラダ

熱を取り、胃腸の調子を整える

材料（4人分）

牛蒡 …………… 200g	マヨネーズ …… 大さじ3
プリーツレタス …… 4枚	醤油 …………… 小さじ1
白すり胡麻 …… 大さじ1	練りからし …… 小さじ1/2

1人分の栄養価

熱　　量：104kcal
たんぱく質：2.9g
塩　　分：0.4g
食物繊維：3.3g

薬膳の視点

- ◆ 牛蒡は、外感寒熱の汗、中風による顔のむくみ、咳、消渇（糖尿病など）、できもの、便秘などの症状を改善します。
- ◆ からし（白芥子）は芥子菜の種から作られたもので、肺を温め、気を巡らせます。冬の風邪による咳、喘息・痰・胸の痞え・脇痛・関節の疼痛・麻痺などを改善します。
- ◆ 牛蒡を多く使っているので体を冷やす力が強い料理ですが、からしの分量を増やすことによって牛蒡の寒性を多少緩和することができます。

作り方

① 牛蒡は泥つきの場合はたわしできれいに洗う。洗い牛蒡の場合は表面を包丁でこそげる。斜めに薄く切り、それを千切りにする。少量の酢を入れた水に浸けてアクを抜き、熱湯でさっと茹でる。

② マヨネーズ・練りからし・醤油を合わせ、冷ました牛蒡を和える。

③ レタスを敷き、❷を盛りつけ白胡麻をかける。

- 牛蒡は生でも食べられますが、繊維が硬いので胃腸の弱い人にはやわらかめに茹でるほうが負担が少なくなります。

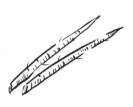

にんじんのサラダ

目の乾燥を改善し、肺と脾の働きを高める

材料（4人分）

にんじん …………………250g
サラダ菜（レタス）……4枚

〈ドレッシング〉

酢 ……………大さじ1
塩 ……………小さじ1/3
胡椒 …………少々
玉葱 …………大さじ1相当
からし ………小さじ1/4
サラダ油 ……大さじ2

1人分の栄養価

熱　　量：91kcal
たんぱく質：0.7g
塩　　分：0.8g
食物繊維：0.6g

薬膳の視点

◆にんじんは血を補い、血虚（血の不足）による目の疲れ・かすみ・視力低下を改善します。肺気を収斂し、咳を鎮めます。脾の機能を高めて消化を促進し、消化不良・食欲不振・便秘・下痢を緩和します。

◆薬膳としての効果を期待したいときにはサラダよりも加熱料理をお勧めします。

作り方

① 玉葱をすりおろし、ドレッシングの材料（サラダ油以外）とともにボウルに入れる。撹拌しながらサラダ油を少しずつ加える。

② にんじんを細い千切りにして❶に混ぜる。

③ サラダ菜やレタスを敷き❷を盛る。

・保存がきくので多めに作っておくと便利です。

第11章 根菜の料理

にんじんのグラッセ

目の乾燥を改善し、肺と脾の働きをよくする

材料（4人分）

にんじん	200g	
バター	大さじ1弱	
塩・胡椒	各適量	
水	200ml	

1人分の栄養価
- 熱　量：28kcal
- たんぱく質：0.4g
- 塩　分：0.6g
- 食物繊維：1.4g

◆にんじんは血を補い、血虚（血の不足）による目の疲れ・かすみ・視力低下を改善します。肺気を収斂し、咳を鎮めます。脾の機能を高めて消化を促進し、消化不良・食欲不振・便秘・下痢を緩和します。

◆バターは津液（正常な水分）を生じさせ、肺と腸を潤します。虚弱・疲れ・微熱・寝汗・口渇・喀血・空咳・皮膚の乾燥・かゆみ・便秘を改善します。

作り方

① にんじんは皮をむき、長さ4cmのくし形または厚さ7mmの輪切りにする。
② 小鍋ににんじん・水・バター・調味料を入れて火にかける。沸騰したら弱火にして20分煮る。
③ にんじんがやわらかくなり、煮汁が少なくなったら鍋の蓋を取って煮詰め、艶を出す。

にんじんのポタージュ

気血を補い、体を潤す

材料（4人分）

- にんじん　320g
- 玉葱　100g
- セロリ　60g
- バター　大さじ2
- ご飯　40g
- 固形スープの素　2個
- 水　600ml
- 牛乳　400ml
- 生クリーム　60ml
- 塩・胡椒　各適量
- パセリ　適量

1人分の栄養価
- 熱　量：241kcal
- たんぱく質：4.9g
- 塩　分：1.6g
- 食物繊維：3.0g

薬膳の視点

- ◆にんじんは血を補い、血虚（血の不足）による目の疲れ・かすみ・視力低下を改善します。肺気を収斂し、咳を鎮めます。脾の機能を高めて消化を促進し、消化不良・食欲不振・便秘・下痢を緩和します。
- ◆にんじんを多く使っており、乳製品の量も多いので、体を滋養する力が強い料理です。にんじんと乳製品を合わせると、体の精・血を強く補います。
- ◆玉葱は気の巡りをよくし、弱っている脾の機能を高め、湿を取り除きます。消化を促進して、げっぷ・吐き気・胃もたれ・腹部の膨満感・食欲不振・腹脹・下痢などの症状を改善します。
- ◆乳製品をたくさん使うと胃がもたれることがありますが、玉葱がそれを防ぎます。
- ◆できれば市販のスープの素ではなく、自家製のチキンスープや野菜スープを使うほうがよいでしょう。

作り方

① にんじんの皮をむいて薄切りにする。玉葱は薄切り、セロリは小口切りにする。
② 鍋にバターを溶かし、玉葱を焦がさないように炒める。セロリとにんじんを加え、軽く炒める。水・スープの素・ご飯を加えて煮る。
③ にんじんがやわらかくなったら、しばらく冷ましてからミキサーにかけ、鍋に戻す。
④ 牛乳を加えて火にかけ、塩・胡椒で味を調える。温めた器に入れ、生クリームを落とし、みじん切りにしたパセリを振る。

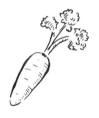

第 12 章

果菜の料理

『本草綱目』の菜部には、果実を食べる野菜として
茄(茄子)・瓢箪(ひょうたん)・冬瓜(とうがん)・南瓜(かぼちゃ)・胡瓜(黄瓜)・苦瓜・糸瓜
などが記載されています。
胡瓜は甘・寒で、清熱解毒・利水道の働きがあるため、
子どもには「不可多食」であると書かれています。
南瓜は甘・温で補中益気の働きがあり、
豚肉と一緒に煮て食べると良いとされています。
茄子は甘・寒で、散血止痛・消腫寛腸の働きがあり、
寒熱・腸風下血(血便)に良いですが、
冷え症と下痢のあるときには注意が必要です。
『本朝食鑑』の菜部には、「蓏菜類(らさい)」として
苦瓜以外の6種が収載されています。

第12章 果菜の料理

● 本章で扱う主な食材の性質

食材	性・味	帰経	効能
胡瓜	涼(寒)・甘	脾・胃・大腸・小腸	清熱解毒・止渇・利水消腫・潤膚美容
茄子	涼・甘	脾・胃・大腸	清熱止血・消腫利尿
南瓜	温・甘	脾・胃	補気健脾
トマト	微寒・甘・酸	肝・脾・胃	清熱解毒・生津止渇・健胃消食
玉葱	温・辛・甘	脾・胃・肺・心	理気健脾・和胃消食
さやいんげん	平・甘	脾・胃	益気健脾化湿・消暑和中
茗荷	温・辛	肺・大腸・膀胱	発汗解表・散寒通陽・解毒散結
生姜	温・辛	肺・脾・胃	発汗解表・温胃止嘔・温肺止咳・解魚蝦毒
にんにく	温・辛・甘	脾・胃・肺	健胃止痢・辛温散寒・止咳祛痰・殺虫
レモン	平・酸・甘	脾・胃・肺	生津止渇・祛暑・利肺潤喉・安胎
昆布(わかめ)	寒・鹹	肺・肝・胃・腎	消痰軟堅・利水消腫
鰹	平・甘	腎・脾	補腎益精・健脾利尿
アンチョビ(鰯)	温・鹹	脾	補益気血
海老	温・甘	肝・腎	補腎壮陽・通乳・托毒
鶏卵	平・甘	肺・心・脾・肝・腎	滋陰潤燥・清熱解毒・清咽開音・養血安神
酢	温・酸・苦	肝・胃・脾	活血散瘀・消食化積・解毒殺虫
味噌	寒・鹹	-	除熱・止煩満・解百薬及熱湯火毒

胡瓜とわかめの酢の物

熱を取り、むくみを解消する

材料（4人分）

胡瓜	2本
わかめ（戻したもの）	60g
茗荷	2本
塩	適量

〈三杯酢〉

酢	大さじ1
みりん	小さじ1
薄口醤油	小さじ1
昆布だし	小さじ2

1人分の栄養価

熱　　量：7kcal
たんぱく質：1.5g
塩　　分：1.0g
食物繊維：2.1g

薬膳の視点

- ◆ 胡瓜は熱病の口渇、咽の痛みや腫れなどを改善します。利尿作用によって体内の余分な水分を排出し、下痢・浮腫などを解消します。また皮膚を潤し、赤みや乾燥などを取って、肌の調子を整えます。
- ◆ わかめは、痰核・腫塊（腫れやできもの）を軟らかくして改善します。利尿作用によってむくみを解消します。
- ◆ 茗荷は温性で芳香があり、熱を体表から発散して解消し、食欲を誘います。また、胡瓜とわかめの寒涼性をある程度緩和します。脾胃を温めて守り、消化を促進します。
- ◆ 胡瓜の涼性とわかめの寒性の効果を期待するときは、茗荷と酢（温性）の量を減らします。

作り方

① 三杯酢の材料を合わせる。
② 胡瓜は小口切りにして塩水に10分ほど浸けてしんなりさせ、水で洗って絞る。
③ わかめは水で戻し、茎の部分を除いて3cmの長さに切る。熱湯、水の順にさっと通し絞る。
④ 茗荷は、縦半分に切り薄切りにする。熱湯、水の順に通し水気を絞る。
⑤ 冷やして器に盛り、三杯酢をかける。

第12章 果菜の料理

胡瓜のおかかまぶし

熱を取り、体を潤す

材料（4人分）

胡瓜 …… 3本　　塩 ……… 小さじ1
鰹節 …… 6g　　醬油 …… 少々

1人分の栄養価

熱　　量：24kcal
たんぱく質：1.1g
塩　　分：1.2g
食物繊維：1.7g

- ◆ 胡瓜は熱病の口渇、咽の痛みや腫れなどを改善します。利尿作用によって体内の余分な水分を排出し、下痢・浮腫などを解消します。また皮膚を潤し、赤みや乾燥などを取って、肌の調子を整えます。
- ◆ 鰹は平性で、腎精を補います。腎虚の喘息・頻尿・足腰のだるさなどの症状を改善します。

作り方

① 胡瓜に塩をこすりつけ4〜5分おいてから乱切りにする。
② 醬油をからませ、削り節をまぶす。

胡瓜のレモン醬油漬け

熱を取り、体を潤す

材料（4人分）

胡瓜 …… 2本　　醬油 ………… 大さじ1
酒 ……… 小さじ1　レモン汁 …… 小さじ2

1人分の栄養価

熱　　量：17kcal
たんぱく質：1.3g
塩　　分：0.5g
食物繊維：1.1g

- ◆ 胡瓜は熱病の口渇、咽の痛みや腫れなどを改善します。利尿作用によって

体内の余分な水分を排出し、下痢・浮腫などを解消します。また皮膚を潤し、赤みや乾燥などを取って、肌の調子を整えます。
◆レモンは食欲を増し、津液（正常な水分）を生じさせて熱を取る働きがあります。暑熱による熱感や口渇を改善します。また、つわりや胎動不安に効果的です。
◆酒は温性なので胡瓜とレモンの効能を妨げます。両者の熱を取る効果を期待するときには使わないほうがよいでしょう。

作り方
① 胡瓜は塩を振って板ずりし、さっと洗う。水気を拭き、食べやすい大きさの乱切りにする。
② ボウルに入れて酒と醤油を振り、軽く混ぜ合わせる。
③ 冷蔵庫に20分ほど入れ、味をなじませる。
④ 汁気を切って盛り、レモン汁をかける。

茄子の香り焼き
熱を取り、血流をよくする

材料（4人分）

茄子 ……… 大4本	サラダ油 …… 大さじ3
にんにく …… 2片	醤油 ………… 大さじ1

1人分の栄養価
熱　　量：120kcal
たんぱく質：1.4g
塩　　分：0.5g
食物繊維：2.2g

薬膳の視点

◆茄子は熱による出血を改善し、腫塊（腫れやできもの）・むくみを取り除きます。また脾胃の機能を高めて、食欲不振・脘腹脹満を和らげます。『本草綱目』には「茄子は寒性で散血止痛の働きがある」と書かれており、血熱による血瘀証を改善します。
◆にんにくの温性・辛味が茄子の涼性を抑えます。
◆ピーマンやししとうを用いると、茄子の涼性をさらに緩和する効果が強まります。

作り方

① 茄子のへたを取り、横向きに置いて、尻からへたのほうに向かって1cm間隔で斜めに包丁を入れる。裏面も同様にする。
② 切れ目を上にして縦半分に切る（切った茄子の両脇に切れ目が斜めに入った状態になる）。
③ にんにくの薄皮をむき、薄切りにする。
④ 中華鍋かフライパンを温めて油を引き、にんにくを入れて香りを出す。色がついてきたら取り出す。
⑤ 茄子を入れて両面に油をからめ、片面に焦げ色がついたら裏返して、やわらかくなるまで焼く。
⑥ 茄子がやわらかくなったら、醤油を小さじ1程度ずつかけ、蒸発したら再びかけて味をつける。
⑦ 器に盛り、上ににんにくをのせる。

・醤油の量は茄子の大きさによって加減します。

茄子のマリネ

熱を取り、血流をよくする

材料（4人分）

茄子	4個（400g）
アンチョビ	2尾
にんにく	1片
パセリ	少々

〈A〉
- オリーブ油 ……50ml
- 赤ワイン酢 ……100ml
- 塩・胡椒 ……各適量

1人分の栄養価
- 熱量：155kcal
- たんぱく質：2.4g
- 塩分：1.4g
- 食物繊維：2.2g

薬膳の視点

◆ 茄子は熱による出血を改善し、腫塊（腫れやできもの）・むくみを取り除きます。また脾胃の機能を高めて、食欲不振・脘腹脹満を和らげます。『本草綱目』には「茄子は寒性で散血止痛の働きがある」と書かれており、血熱による血瘀証を改善します。

◆ にんにく・アンチョビ・酢は、温性で血流を促進する働きがあるので、茄子の涼性が抑えられます。

作り方

① 茄子はへたと下部を切り、縦に8mm幅に切って塩を振る。
② アンチョビ・にんにく・パセリをみじん切りにして、〈A〉で味をつける。
③ ❶の茄子から水気が出てきたらペーパーで拭き取り、オーブンの網にのせて200℃で10分焼く。
④ 茄子をバットに並べ、❷をかけて冷蔵庫で2時間マリネする。

茄子とさやいんげんの味噌汁
熱を取り、消化を促進して血流をよくする

材料（4人分）

茄子 …………… 100g	煮干しのだし …… 700ml
さやいんげん …… 40g	味噌 ……………… 45g

1人分の栄養価
熱　　　量：27kcal
たんぱく質：1.9g
塩　　　分：1.4g
食物繊維：1.3g

薬膳の視点

◆ 茄子は熱による出血を改善し、腫塊・むくみを取り除きます。また脾胃の機能を高めて、食欲不振・脘腹脹満を和らげます。『本草綱目』には「茄子は寒性で散血止痛の働きがある」と書かれており、血熱による血瘀証（けつお）を改善します。
◆ 味噌が茄子の清熱効果をさらに強めます。
◆ さやいんげんは彩りのために用いますが、補気健脾の働きも期待できます。

作り方

① 茄子は1cmのさいの目に切り、水に放す。
② さやいんげんは筋を取り、小口から1cm幅に切る。
③ だし汁と茄子を鍋に入れて火にかけ、沸騰したら弱火にする。
④ 茄子がやわらかくなったらさやいんげんを加え、軽く火を通す。
⑤ 味噌を溶き入れ、沸騰直前に火を止める。

第12章 果菜の料理

南瓜の甘煮
体を温めて脾胃を補う

材料（4人分）

南瓜 …… 300g

〈煮汁〉
- 昆布と鰹のだし …… 200ml
- 砂糖 …………… 大さじ1+1/2
- 塩 ……………… 小さじ1/3
- 醬油 …………… 小さじ1/3
- 生姜汁 ………… 小さじ1/2

1人分の栄養価

熱　　　量	73kcal
たんぱく質	1.4g
塩　　　分	0.4g
食物繊維	2.6g

薬膳の視点

◆ 南瓜は気を補って脾胃の機能を高めます。脾気虚の疲れ・吐き気・嘔吐・腹部の痛み・下痢・便秘などの症状を改善します。

◆ 脾胃の機能低下で胃もたれや食欲不振があるときは、できるだけ南瓜の甘味を利用し、砂糖の量は減らすようにします。

作り方

① 南瓜は2.5～3cm角に切る。
② 小鍋に❶と煮汁を入れ、蓋をして火にかける。中火で10～15分煮て火を止める。
③ しばらく置いてから中鉢に盛りつける。

- 途中でかきまぜないようにします。
- 沸騰後に弱火ではなく中火で煮ることで煮汁が上部まで上がって味が染みます。
- 加熱終了後、時間を置くことで味に深みが出ます。

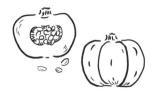

トマトと卵のスープ

熱を取りながら潤し、食欲を増す

材料（4人分）

- トマト（完熟）……1個（200g）
- 玉葱………………100g
- 卵…………………1個
- サラダ油…………大さじ1
- 生姜（薄切り）……3枚
- 干しむき海老……5g
- 固形スープの素……1個
- 水……………………800ml
- 〈A〉
  - 酒……………小さじ2
  - 醬油…………小さじ1/4
  - 塩……………小さじ1/3
  - 胡椒…………少々

1人分の栄養価
- 熱　　量：75kcal
- たんぱく質：2.8g
- 塩　　分：0.8g
- 食物繊維：0.9g

薬膳の視点

- ◆ トマトは津液（正常な水分）を生じさせて、熱邪や肝熱による口渇・口苦を取ります。ゆっくり煮込むと寒性が緩和され、胃の調子を整えて、食欲不振・消化不良を改善します。
- ◆ 鶏卵は体を滋養し臓腑を潤して、微熱・口渇・空咳・声嗄れ・発声困難などを改善します。血を養って精神を安定させ、不眠・多夢・めまい・精神不安を緩和します。また胎動を安定させて流産を防止します。
- ◆ 玉葱・海老・生姜は温性で、トマトと鶏卵の清熱効果を妨げます。体調によっては使用量を減らすほうが効果的です。
- ◆ できれば市販のスープの素ではなく、自家製のチキンスープや野菜スープを使うほうがよいでしょう。

作り方

① トマトは2.5cm幅のくし形、玉葱は1cm幅のくし形に切る。
② 卵は割りほぐす。
③ 干し海老は少量の水に浸ける。
④ 鍋に油を温め、生姜と玉葱を焦がさないように炒めて、スープの素と水を加える。
⑤ 沸騰して玉葱がやわらかくなったらトマトを加える。
⑥ 再び沸騰したら卵を流し入れ、〈A〉で調味して仕上げる。

第 13 章

茸の料理

茸類には、食物繊維やビタミンが多く含まれ、
低カロリーのため、生活習慣病の予防効果があるとされています。
健康維持と老化防止には欠かせない食材のひとつと言えます。
椎茸やマッシュルームに含まれるエリタデニンが
血流をよくすることや、多くの茸に含まれるβ-グルカンには
抗がん作用があることなども明らかになっています。
中国でも、昔から茸には薬効があるとされ、古典によく記述があります。
『本草綱目』には、野生の霊芝・木耳・香蕈（香菇・冬菇）など、
約15種類が記載されています。
『本朝食鑑』には9種類の記載があるのみです。
茸類は寄生している植物によって、性質・味・効能が異なります。
しかし、現代では人工的に栽培されている茸が多いので、
それほど差はないと思われます。

第13章 茸の料理

● 本章で扱う主な食材の性質

食 材	性・味	帰 経	効 能
椎茸	平・甘	胃・肝	補気益胃・托痘止血
しめじ	−	−	通便・抗癌・抗動脈硬化
舞茸	微温・甘	−	降圧・血糖降下・抗癌・利尿
マッシュルーム	平・甘・辛	肺・脾・胃	健脾補虚・宣肺止咳・透疹
エリンギ	平・甘	−	通便
玉葱	温・辛・甘	脾・胃・肺・心	理気健脾・和胃消食
にんにく	温・辛・甘	脾・胃・肺	健胃止痢・辛温散寒・止咳祛痰・殺虫
牛肉	平(温)・甘	脾・胃	補脾胃・益気血・強筋骨
バター	平・甘	心・肺・胃	補肺益胃・生津潤腸

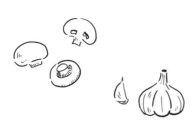

茸の味つけ煮

体を補い、食欲を増す

材料（4人分）

茸（生椎茸・えのき茸・しめじ等）
……………………………400g

〈A〉
- 水 ……… 200ml
- 酒 ……… 大さじ2
- 醤油 …… 大さじ1
- 塩 ……… 小さじ1/2

1人分の栄養価
- 熱　　量：37kcal
- たんぱく質：3.2g
- 塩　　分：1.2g
- 食物繊維：4.3g

薬膳の視点

- ◆椎茸は気を補い、胃の調子を整えます。脾胃虚弱の食欲不振・胃痛・げっぷ・嘔吐などの症状を緩和します。
- ◆えのき茸やしめじの性質・味・帰経・効能に関して、古典にはあまり記載されていませんが、椎茸に準ずるものと考えてよいと思います。
- ◆しめじには、通便・抗癌・抗動脈硬化などの作用があることがわかっています。

作り方

① 生椎茸は軸を1cm残して切る。えのき茸はおがくずの部分を落として半分に切る。しめじは小房に分ける。

② 鍋に茸と〈A〉を入れて火にかけ、沸騰したら弱火にして10分ほど煮る。

・もう一品ほしいときに簡単にできる料理です。ご飯に炊き込んで茸ご飯にしてもよいです。

舞茸と牛肉のオイスターソース炒め

体を強壮にし、気の巡りをよくする

材料（4人分）

- 舞茸 …………… 400g
- 牛肉（薄切り）200g
- 玉葱 …………… 100g
- 酒 …………… 大さじ1
- 油 …………… 大さじ1
- オイスターソース… 大さじ1
- 醤油 ………… 小さじ1

1人分の栄養価
- 熱　　量：201kcal
- たんぱく質：11.4g
- 塩　　分：0.7g
- 食物繊維：3.9g

第13章 茸の料理

薬膳の視点

- 牛肉は気血と脾を補います。気血両虚による虚弱・痩せ・腰膝のだるさ・夜間尿・頻尿、脾気虚による内臓下垂・疲れ・息切れ・めまい・むくみなどを改善します。
- 玉葱は気の巡りをよくし、弱っている脾の機能を高め、湿を取り除きます。消化を促進して、げっぷ・吐き気・胃もたれ・腹部の膨満感・食欲不振・腹脹・下痢などの症状を改善します。
- 舞茸の性味や帰経は、椎茸に準ずるものと考えられます。降圧・血糖降下・抗癌・利尿の作用があることがわかっています。
- この料理は補気の食材の量が多く、そこに玉葱を加えることで、補気によって生じる気滞を解消し、消化も促進します。

作り方

① 舞茸は食べやすい大きさに切り離す。玉葱は薄切りにする。
② 牛肉は約5cmの幅に切り、酒をまぶしておく。
③ フライパンを温めて油を入れ、玉葱を軽く炒める。
④ 牛肉を加えて軽く炒め、舞茸を加える。
⑤ 火が通ったら、オイスターソースと醬油で味を調える。

マッシュルームのデュクセル

脾胃を補い、消化機能を高める

材料（4人分）

マッシュルーム……250g	塩…………小さじ1
玉葱……………200g	胡椒………少々
バター…………大さじ3	白ワイン……大さじ2

全量の栄養価

熱　　量：379kcal
たんぱく質：9.5g
塩　　分：5.7g
食物繊維：5.0g

薬膳の視点

- マッシュルームは、『中華本草』に脾胃の虚弱を補うと書かれています。めまい・疲れ・食欲低下・咳・喘息などの症状を緩和します。
- 玉葱は気の巡りをよくし、弱っている脾の機能を高め、湿を取り除きます。消化を促進して、げっぷ・吐き気・胃もたれ・腹部の膨満感・食欲不振・腹

脹・下痢などの症状を改善します。

作り方

① 玉ねぎは粗みじん切り、マッシュルームは石づきを取り縦に3mm幅に切る。
② 鍋にバターを溶かし、玉ねぎを入れて透き通るまで炒める。
③ マッシュルームを加えて炒め、白ワイン・塩・胡椒を加える。水分がなくなったら火からおろす。

・冷凍保存しておくと、ピラフやスパゲッティ等に用いるのに便利です。

茸のグラタン
気を補い、免疫力を高める

材料（4人分）

エリンギ …… 100g	イタリアンパセリ … 少々
しめじ ……… 100g	にんにく ………… 1片
舞茸 ………… 100g	オリーブ油 ……… 大さじ3
椎茸 ………… 100g	塩・胡椒 ………… 各適量
パン粉 ……… 1/2カップ	

1人分の栄養価
熱　量：141kcal
たんぱく質：3.3g
塩　分：0.8g
食物繊維：4g

◆茸類を合わせると、気を補う働きが強くなり、肺と脾胃の機能を高めます。消化機能の低下による疲れ、風邪を引きやすい、多汗・めまい・便秘などの症状を改善します。

◆鶏肉・豚肉・牛肉などの肉料理の付け合わせにすると補益効果が高められます。

作り方

① エリンギは4cmの長さに切り、縦に5mmの厚さに切る。しめじは石づきを切り小分けにする。舞茸も小分けにする。椎茸は石づきを切り2〜4等分にする。
② パセリ・にんにくはみじん切りにしてパン粉・塩・胡椒・オリーブ油大さじ2と混ぜる。
③ 耐熱皿にオリーブ油大さじ1を塗り、きのこを並べて❷をかける。強火のオーブンで10分焼く。

第 14 章

デザート

食後や午後のおやつの時間に食べるデザートは、
多くの人の愉しみのひとつです。
仕事の合間の気分転換にもなり、
現代の生活に欠かせないものとなっています。
しかし、甘味を摂りすぎると脾胃に負担をかけ、
生活習慣病にもつながるため、
控えめにするようにしましょう。

●本章で扱う主な食材の性質

食材	性・味	帰経	効能
小麦	涼・甘	心・脾・腎	清熱除煩・養心安神・補益脾胃
蕎麦	涼・甘	脾・胃・大腸	開胃寛腸・下気消積
白玉粉(糯米)	温・甘	脾・胃・肺	補中益気・健脾止瀉・固表止汗
寒天(石花菜)	寒・鹹・甘	―	清熱化痰利湿
ゼラチン(豚足)	平・甘・鹹	胃・肺	補血通乳・生肌托瘡
りんご	涼・微酸・甘	脾・胃・心	清熱生津・潤肺・止瀉通便
文旦	寒・甘・酸	胃・肺・脾・肝	健脾消食・止咳化痰・解酒
オレンジ	涼・甘・酸	胃・肺	生津止瀉・開胃理気・潤肺止咳
桃	温・甘・酸	胃・大腸	益気生津・養陰潤燥・利肺鎮咳
レモン	平・酸・甘	脾・胃・肺	生津止渇・祛暑・利肺潤喉・安胎
レーズン(葡萄)	平・甘・酸	脾・肺・腎	補気養血安胎・強壮筋骨・利尿消腫・解表透疹
いちご	涼・甘・酸	肝・胃・肺	潤肺生津・滋陰補血・清解熱毒・利尿・健脾和胃
バナナ	寒・甘	胃・大腸・脾	清熱潤腸・解毒
ココナッツ	平・甘	心・脾	清暑解渇・利尿止瀉・行気消積瀉下
栗	温・甘	脾・胃・腎	補脾止瀉・養血安神・活血止血
胡麻	平・甘	肺・脾・大腸	滋補肝腎・養血益精・潤燥滑腸
ピーナッツ	平・甘	肺・脾	補血止血・補脾潤肺・和胃醒脾
コーヒー	温・甘・苦	肺・肝・胃・脾・心	昇陽醒神・利水排尿
ココア	平・甘・苦	肺・心・大腸・胃	益気強心・利水通淋
シナモン(肉桂)	大熱・辛・甘	腎・脾・心・肝	補火助陽・温通経脈・祛寒止痛
鶏卵	平・甘	肺・心・脾・肝・腎	滋陰潤燥・清熱解毒・清咽開音・養血安神
卵黄	平・甘	脾・胃・心・腎・肺・肝	滋陰養血・潤燥熄風・健脾和胃
牛乳	平・甘	心・肺・胃	補肺益胃・生津潤腸
生クリーム	平・甘	心・肺・胃	補肺益胃・生津潤腸・養血安神
バター	平・甘	心・肺・胃	補肺益胃・生津潤腸
チーズ	平・甘・酸	肺・肝・脾	養陰補肺・潤腸通便
砂糖	平・甘	脾・肺	潤肺生津・補中益気・緩急止痛

りんごのコンポート

熱を取り、体を潤す

材料（4人分）

りんご（紅玉）……1個　　水……………100ml
砂糖………大さじ2　　洋酒（ブランデー）…少々

1人分の栄養価
熱　　量：51kcal
たんぱく質：0.1g
塩　　分：0g
食物繊維：0.9g

◆りんごは清熱類の食材に属し、熱を取り、肺を潤します。肺熱の咳、喘息、便秘を改善します。やわらかく煮込むことで、消化不良・慢性下痢を改善します。
◆砂糖の使用量が多いので、体調に合わせて食べる量を加減しましょう。

作り方
① りんごの皮をむき、芯を取る。くし形・輪切り・角切りなど、好みの形に切る。
② りんご・水・砂糖を鍋に入れ、蓋をして弱火にかける。りんごがやわらかく透き通るような感じになるまで煮る。
③ 水分が少なくなったら洋酒を加え、水分を飛ばし、器に移して冷ます。

りんご羹

熱を取り、体を潤す

材料（ゼリー型4個分）

りんご（紅玉）…1個　　　砂糖………大さじ2＋1/2
　水…………大さじ3　　赤ワイン…小さじ1
粉寒天………小さじ1＋1/2
水……………150ml

1個分の栄養価
熱　　量：68kcal
たんぱく質：0.1g
塩　　分：0g
食物繊維：1.5g

167

薬膳の視点

◆ りんごは清熱類の食材に属し、熱を取り、肺を潤します。肺熱の咳・喘息・便秘を改善します。やわらかく煮込むことで、消化不良・慢性下痢を改善します。

◆ 寒天のもとのテングサ（石花菜）は寒性で熱を冷まし、痰を取りますが、寒天にする過程で加熱することから寒性が弱まっています。微熱や痔の出血に用います。

◆ 砂糖の使用量が多いので、体調に合わせて食べる量を加減しましょう。

作り方

① りんごは6〜8つ割にして芯を取り、小口から皮ごと薄く切る。
② 鍋にりんごと水大さじ3を入れ、蓋をして弱火でやわらかくなるまで焦がさないように煮る。
③ 裏ごしをして、ボウルに入れておく。
④ 別鍋に水150mlを入れ、粉寒天を振り入れてふやかす（10分程度）。
⑤ ❹を火にかけ、ゆっくりかき混ぜながら沸騰させ、砂糖を加える。砂糖が溶けたら火からおろし、裏ごししたりんごに手早く加えて混ぜる。
⑥ 水でぬらした型に流し入れ、氷水で冷やす。
⑦ 型から出して器に盛る。

- りんごは紅玉がやわらかく加熱料理に適しています。皮ごと加熱することできれいなピンク色になります。
- 流し缶に流し、好みの形や大きさにしてもよいでしょう。
- 裏ごしの代わりにミキサーにかけると、皮まで食べられます。

グレープフルーツゼリー

熱を取って気分を爽やかにする

材料（4人分）

グレープフルーツ ……… 大2個（約800g）
ゼラチン ………………… 大さじ1（6g）
洋酒（ブランデー・ラム酒・キルシュワッサー）
　　　……………………… 大さじ1
砂糖 ……… 50g
水 ………… 100ml
ミントの葉 … 4枚

1人分の栄養価

熱　　量：196kcal
たんぱく質：3.1g
塩　　分：0g
食物繊維：1.2g

- ◆ グレープフルーツは文旦とオレンジが自然に交配したもので、両方の特徴があります。寒涼性で熱を取り、津液（正常な水分）を生じさせて肺を潤します。口渇・発熱・空咳・痰を改善します。また脾胃の機能を高め、気の巡りをよくします。胸腹の脹満・嘔吐・食欲不振・消化不良などを改善します。酒の飲みすぎによる二日酔いを解消します。良い香りで気分が爽快になります。
- ◆ 豚足などを原料とするゼラチンは血を養い、皮膚・筋肉を潤します。貧血、産後の母乳不足、慢性の皮膚病などに用います。

作り方

① ゼラチンを水（大さじ3）の中に入れてふやかす。
② グレープフルーツの外皮をむき、実を潰さないように取り出す。形の良いものを取り分け、残りの4分の1ほどは絞ってジュースにする（実は約400g、ジュースは約150ml）。
③ 実に洋酒をからませる。
④ 砂糖と水を火にかけ、ひと煮立ちさせたら火からおろし、ふやかしたゼラチンを加えて溶かす。そこにジュースと実から出てきた汁を加える。
⑤ 器に実を入れ、ゼラチン液を加えて冷蔵庫で冷やし固める。
⑥ ミントの小さい葉を飾って供する。

フルーツ白玉

体を温めて補う

材料（4人分）

白玉粉 ……1/2カップ（50g）	黄桃（缶）……適量
水 …………60ml	

1人分の栄養価
熱　　量：80kcal
たんぱく質：0.8g
塩　　分：0g
食物繊維：0.2g

- ◆ 糯米から作った白玉粉は体を温め、気を補益し、消化機能を高めます。多汗・めまい・疲れ・食欲不振・下痢などの症状を改善します。
- ◆ 桃も温性で気を補い、津液（正常な水分）を生じさせて腸を潤します。疲れ・口渇・ほてり・寝汗・便秘をよくします。旬の時季には生の桃を使いましょう。

作り方

① 白玉粉をボウルに入れ分量の水を加えてよくこねる。
② 小さな扁平な丸形にして、熱湯の中に落として茹でる。浮いてきたら30秒ほど待って水に取る。
③ 刻んだ桃と一緒に盛り、シロップ（缶詰の汁）を加える。

マーブルゼリー

精神を安定させ、気分をすっきりさせる

材料（直径15cm 蛇の目型1個分）

〈コーヒーゼリー〉
- インスタントコーヒー ……… 大さじ2
- 熱湯 ……… 200ml
- 砂糖 ……… 40g
- ゼラチン ……… 大さじ1（6g）
- 水 ……… 大さじ3

〈ミルクゼリー〉
- 牛乳 ……… 200ml
- 砂糖 ……… 40g
- ゼラチン ……… 大さじ1（6g）
- 水 ……… 大さじ3
- バニラエッセンス ……… 少々

〈コーヒーシロップ〉
- 砂糖 ……… 大さじ3
- インスタントコーヒー ……… 小さじ1/2
- 水 ……… 大さじ3
- 洋酒（キルシュ）……… 少々

1/6量分の栄養価
- 熱　量：123kcal
- たんぱく質：3.2g
- 塩　分：0g
- 食物繊維：0g

薬膳の視点

◆ コーヒーは陽気の上昇を助け、眠気、やる気がないなどの症状をよくします。利尿作用により、尿の出が悪い状態や動悸を改善します。

◆ 牛乳は津液（正常な水分）を生じさせ、肺と腸を潤します。虚弱・疲れ・微熱・寝汗・口渇・喀血・空咳・皮膚の乾燥・かゆみ・便秘を改善します。

◆ 豚足などを原料とするゼラチンは血を養い、皮膚・筋肉を潤します。貧血、産後の母乳不足、慢性の皮膚病などに用います。

作り方

〈コーヒーゼリー〉

① ゼラチンを水でふやかす。

② コーヒーを熱湯で溶かし、砂糖を加える。
③ 砂糖が溶けたら、ゼラチンを入れて溶かし、固める。

〈ミルクゼリー〉
① ゼラチンを水でふやかす。
② 牛乳に砂糖を入れて温め、火からおろす。
③ ゼラチンを入れて溶かし、バニラエッセンスを加えて固める。

〈コーヒーシロップ〉
① 砂糖・水・コーヒーを火にかけて沸騰させ、弱火で1分煮る。
② 冷めたら洋酒を加える。

〈仕上げ〉
① 蛇の目型に、コーヒーゼリーとミルクゼリーを交互にスプーンで入れる。
② 約70℃の湯で少し溶かして固める。
③ ❷を型から出し、切り分けてシロップをかける。

パンナコッタ
体を潤し、気分を爽やかにする

材料（直径8cm ココット型4個分）

生クリーム …………500ml	〈ブルーベリーソース〉
シナモンスティック …3本	ブルーベリー ……200g
砂糖 ………………50g	砂糖 ………………30g
レモンの皮 …………少々	赤ワイン …………50ml
板ゼラチン …………5g	レモン汁 …………1/2個分

1個分の栄養価
熱　　量：620kcal
たんぱく質：3.7g
塩　　分：0g
食物繊維：1.4g

薬膳の視点

◆ 生クリームは津液（正常な水分）を生じさせ、肺と腸を潤します。虚弱・疲れ・微熱・寝汗・口渇・喀血・空咳・皮膚の乾燥・かゆみ・便秘を改善します。
◆ ブルーベリーは清肝明目の効能があり、視力低下や目の疲れを改善します。
◆ シナモン（肉桂）は生クリームの清熱する働きを緩和しますが、パンナコッタ全体としては体を冷やすため、冷え症の人は控えめにしましょう。通常、薬膳では性質と効能が異なるシナモンと生クリームを一緒に用いることはありません。

第14章 デザート

作り方

① 板ゼラチンを水で戻す。
② 生クリームに砂糖とシナモンスティック、レモンの皮を混ぜ、弱火にかける。かきまぜながら温めて香りをつける。万能こし器を通す。
③ 板ゼラチンの水気を取り、ちぎって❷にかき回しながら混ぜる。
④ ゼラチンが十分溶けたら万能こし器を通して型に入れ、冷蔵庫で冷やす。
⑤ ブルーベリーは12粒を取り分け、残りは万能こし器を通す。
⑥ 赤ワインを温めて砂糖を溶かし、❺とレモン汁を合わせてソースにする。
⑦ ❹を型から出して器に盛り、ソースを添えてブルーベリーを飾る。

テイラミス

体を潤し、精神を落ち着かせる

材料（20×17×7cmの型1個分）

スポンジケーキ ……容器と同じ面積で 8mm 厚さのもの2枚	卵黄 …………2個分 粉糖 …………50g マルサラ酒またはラム酒 …………50ml
エスプレッソコーヒー ……300 ml	生クリーム ……200ml
マスカルポーネチーズ ……250g	ココアパウダー …少々

1/8量分の栄養価

熱　　　量：210kcal
たんぱく質：3.1g
塩　　分：0g
食物繊維：0.2g

薬膳の視点

◆ 小麦は熱を取り、イライラを抑え、心気を養って精神を安定させ、うつや精神不安などの症状を改善します。また脾胃の機能を強化し、口渇・食欲不振・下痢などの症状を緩和します。
◆ 生クリームは津液（正常な水分）を生じさせ、肺と腸を潤します。虚弱・疲れ・微熱・寝汗・口渇・喀血・空咳・皮膚の乾燥・かゆみ・便秘を改善します。
◆ チーズは肺を潤し、津液を生じ、便通をよくします。
◆ 卵黄は陰血を滋養し、体を潤します。陰血不足による心煩不眠・かゆみ・めまい・虚弱を改善します。
◆ コーヒーは陽気の上昇を助け、眠気、やる気がないなどの症状をよくします。利尿作用により、尿の出が悪い状態や動悸を改善します。

作り方

① ボウルでマスカルポーネチーズ・卵黄・粉糖をホイップする。
② 生クリームを七分立てに泡立て、❶と合わせる。
③ エスプレッソコーヒーとマルサラ酒をよく混ぜる。
④ 型にスポンジケーキを敷き、❸の1/2を刷毛でたっぷり塗る。
⑤ ❹の上に❷を半量のせ、平らにする。その上にスポンジケーキをのせ、❸をたっぷり浸ませる。さらに❷をのせて平らにする。
⑥ ココアパウダーを茶こしで全体にかける。冷蔵庫で冷やし固める。
⑦ 大きくすくい取って盛りつける。

・インスタントコーヒーを濃いめに溶いたものを使ってもよいです。

レアチーズケーキ
体を潤し、便通をよくする

材料（流し缶1個分）

〈台〉
- クラッカー……40g
- 粉糖……大さじ2
- バター……20g

〈フィリング〉
- クリームチーズ……200g
- 砂糖……80g（30g＋50g）
- レモン汁……大さじ2
- 生クリーム……100g
- バニラエッセンス…少々
- ゼラチン……10g
- 水……100ml

1/8量分の栄養価
- 熱　　量：218kcal
- たんぱく質：2.7g
- 塩　　分：0.3g
- 食物繊維：0.1g

薬膳の視点

◆ チーズ・生クリームは津液（正常な水分）を生じさせ、肺と腸を潤します。虚弱・疲れ・微熱・寝汗・口渇・喀血・空咳・皮膚の乾燥・かゆみ・便秘を改善します。

◆ 脂質を多く含むので、痰が多い人や水太りの人、胃もたれ・むくみ・下痢があるときには食べすぎないように気をつけましょう。

作り方

① クラッカーを潰して粉糖とバターを混ぜ、流し缶に敷く。

② ゼラチンを水（大さじ3）に振り入れてふやかす。
③ 砂糖50gと水100mlを火にかけ、砂糖が溶けたら、ふやかしたゼラチンを加える。
④ ボウルにチーズを入れて常温に置き、やわらかくなったらよく練る。砂糖30gとレモン汁を順に加える。
⑤ 生クリームを❹と同じ濃度まで泡立てる。バニラを加え、❹に混ぜる。
⑥ 冷めたゼラチン液を加え、流し缶に流す。
⑦ 冷蔵庫で固めて好みの大きさに切り分ける。

蒸しカップケーキ

五臓を潤し、精神を安定させる

材料（10個分）

薄力粉	120g
ベーキングパウダー	小さじ1
バター	80g
砂糖	100g
卵（L玉）	2個
牛乳	大さじ2
レーズン	80g
ブランデー	大さじ1
バニラエッセンス	少々
ドレンチェリー・アンジェリカ	適量

1個分の栄養価
熱　　量：177kcal
たんぱく質：2.5g
塩　　分：0.2g
食物繊維：0.6g

薬膳の視点

◆ 小麦は熱を取り、心気を養って精神を安定させます。イライラを抑え、うつや精神不安などの症状を改善します。また脾胃の機能を強化し、口渇・食欲不振・下痢などの症状を緩和します。

◆ レーズン（葡萄）は気血を補い、気血不足のめまい・慢性の咳・口渇・貧血などの症状を改善し、流産を防ぎます。骨や筋・筋肉を強化し、リウマチ・下肢の痛み・風湿痛を和らげます。利尿作用により、むくみを取ります。

◆ 鶏卵は体を滋養し臓腑を潤して、微熱・口渇・空咳・声嗄れ・発声困難などを改善します。血を養って精神を安定させ、不眠・多夢・めまい・精神不安を緩和します。また胎動を安定させて流産を防止します。バターや牛乳と合わせると滋養する効果がいっそう高まります。

◆ バターなどの乳製品は津液（正常な水分）を生じさせ、肺と腸を潤します。虚弱・疲れ・微熱・寝汗・口渇・喀血・空咳・皮膚の乾燥・かゆみ・便秘を改善します。ただし、胃腸の弱い人、白痰・黄痰の多い人、慢性下痢・皮膚のアレルギーある人は避けるほうがよいでしょう。

作り方

① レーズンはぬるま湯を通して粗く刻み、ブランデーをかける。
② バターは常温に置きやわらかくしておく。
③ 砂糖は万能こし器を通す。
④ 薄力粉はベーキングパウダーを加えて2度ふるう。
⑤ 卵は溶いておく。
⑥ ボウルにバターと砂糖を入れ、泡立器でバターが白っぽくなるまでよく混ぜる。
⑦ 卵を3回ほどに分けて加え、バニラエッセンスと牛乳を加える。さらにレーズンと粉を加え、練らないように木べらで軽く混ぜる。
⑧ カップケーキ型にアルミカップを入れて❼を流し入れ、蒸気の上がった蒸し器に入れて15分ほど蒸す。

・ドレンチェリーやアンゼリカを適当に切り生地の上にのせると可愛い感じに仕上がります。
・オーブンで焼く場合は、170℃に温めたところに入れて約20分焼きます。

レモンケーキ

五臓を潤し、気分をよくする

材料（パウンド型1本分）

薄力粉	110g
コーンスターチ	10g
ベーキングパウダー	小さじ1
砂糖	140g
生クリーム	60ml
バター	40g
卵	2個
レモンの皮	1/2個分
ブランデー	20ml
塩	少々
粉糖	適量

1/8量の栄養価

熱量	205kcal
たんぱく質	2.9g
塩分	0.2g
食物繊維	0.3g

薬膳の視点

◆卵・生クリーム・バターには体を潤す滋陰作用があり、口渇・皮膚の乾燥・食欲不振・便秘などの症状を改善します。清熱作用がある小麦粉と合わせると、熱を取り、イライラを抑え、うつや精神不安などの症状を和らげます。
◆脂質と砂糖が多く使われているので、胃もたれや下痢があるときには食べすぎないように気をつけましょう。

作り方

① オーブンを165℃に温める。パウンド型に紙を敷く。
② 薄力粉・コーンスターチ・ベーキングパウダーを2度ふるっておく。砂糖は万能こし器でふるう。
③ バターを湯煎にかける。
④ レモンの皮の黄色い部分だけをすりおろす。
⑤ ボウルに卵・砂糖・塩を入れ、撹拌器で混ぜる。生クリーム・レモンの皮の順で入れ、小麦粉を加えて混ぜる。このとき、かき混ぜすぎないようにする。
⑥ 熱いバターとブランデーを加え、手早くかき混ぜて型に流し50〜60分焼く。
⑦ 型から出し、冷めたら粉砂糖を振りかける。

- 混ぜすぎないように気をつけましょう。
- 生地の一部にココア等を入れて上部に流すと二色のものができます。
- 作った日より翌日のほうが味が馴染んでおいしくなります。

ショートケーキ

体を潤し、精神を安定させる

材料（直径18cmのケーキ型1個分）

〈スポンジ生地〉
- 卵 ……………… 3個
- 砂糖 …………… 90g
- 薄力粉 ………… 80g
- バター ………… 大さじ1

〈クリーム〉
- 生クリーム …… 300ml
- 牛乳 …………… 大さじ1
- 砂糖 …………… 大さじ3
- キルシュワッサー … 小さじ1

〈シロップ〉
- 砂糖 …………… 大さじ1+1/2
- 水 ……………… 30ml
- キルシュワッサー … 小さじ1

〈トッピング〉
- いちご・桃缶など … 適量

1/6量の栄養価
- 熱　　量：403kcal
- たんぱく質：5.7g
- 塩　　分：0.2g
- 食物繊維：1.0g

薬膳の視点

◆ 卵・生クリーム・バターには体を潤す滋陰作用があり、口渇・皮膚の乾燥・食欲不振・便秘などの症状を改善します。清熱作用がある小麦粉と合わせると、熱を取り、イライラを抑え、うつや精神不安などの症状を和らげます。

- ◆涼性のいちごを使うと、熱を冷ます効果が得られます。津液（正常な水分）を生じて肺を潤し、消化機能を高めます。
- ◆桃を使うと、体を温めて気を補います。津液を生じて肺を潤し、咳を止めます。

作り方

① ケーキ型の周囲にバターを塗り強力粉を振りつける。底にはクッキングシートを敷く。
② バターを湯煎にして溶かしておく。
③ ボウルに卵を割りほぐし、砂糖を加えて混ぜ、湯煎にかけながら泡立てる。人肌程度の温度になったら湯煎をはずし、白っぽくなるまでしっかり泡立てる。
④ ふるった小麦粉を入れ、バターを加えて型に流す。170℃のオーブンで約45分焼く。
⑤ 型からはずし、網の上に置き、固く絞ったぬれ布巾をかけて冷ます。
⑥ シロップを作る。砂糖と水を鍋に入れて煮立ったら火を止めて冷まし、キルッシュワッサーを加える。
⑦ クリームの材料をボウルに入れ7分立てにホイップする。
⑧ スポンジを横半分に切り、シロップを刷毛で染ませ、ホイップクリームを塗る。絞り袋に入れたクリームをきれいに絞り、果物で飾る。

・スポンジケーキは泡立てをしっかりすることと、粉を練らないように混ぜることが大切です。

マッシュバナナボール

熱を取り、胃腸を潤して排便を促す

材料（30個分）

バナナ ……100g（正味）	砂糖 ………20g
ココナッツパウダー（粗）………20g	薄力粉 ……45g
	揚げ油……適量

6個分の栄養価

熱　　量：146kcal
たんぱく質：1.2g
塩　　分：0g
食物繊維：1g

- ◆バナナは熱を冷まし、大腸を潤します。口渇・咳・便秘・痔などの症状を改善します。
- ◆ココナッツは暑熱を冷まし、のどを潤すので、暑気あたりや口渇に用います。

利尿作用によって、むくみ・吐き気・下痢を止めます。気の巡りをよくして、腹部の脹満や便秘を改善します。

作り方
① バナナは裏ごしするか、フードプロセッサーにかけてボウルに移す。
② ❶に砂糖とココナッツパウダーを加えてよく混ぜ、ふるった小麦粉を加える。
③ 油を中温に熱し、❷を小さじで落とす。または直径1.5cmの口金をつけた絞り袋で2cmほど切り落として揚げる。

蕎麦粉入りクレープ
胃腸の気を巡らせ、精神を安定させる

材料（4人分）

蕎麦粉	50g	塩	少々
薄力粉	50g	サラダ油	大さじ1
卵	1個	バター	大さじ1＋1/2
牛乳	200ml	ジャム	大さじ4
砂糖	大さじ2	粉糖	大さじ2

1人分の栄養価
熱　　量：269kcal
たんぱく質：5.8g
塩　　分：0.2g
食物繊維：1.3g

- ◆ 蕎麦は胃の機能を整えて気を下降させ、腸の働きを正常にして胃腸に溜まった飲食物の消化を促します。食べすぎ・胃もたれ・吐き気・嘔吐・腹痛・腹脹・下痢などの症状を改善します。
- ◆ 卵・牛乳・バターには体を潤す滋陰作用があり、口渇・食欲不振・便秘などの症状を改善します。清熱作用がある小麦粉と合わせると、熱を取り、イライラを抑え、うつや精神不安などの症状を和らげます。しかし、牛乳とバターは、蕎麦の気の巡りを促進する作用を低下させます。

作り方
① 薄力粉・蕎麦粉・砂糖・塩をボウルに入れ、卵を中央に入れて混ぜる。
② 牛乳と油を加えてよく混ぜる。万能こし器を通して15分ほど置く。
③ フライパンを温め、バターを溶かし、お玉に2/3ほどの量を入れて薄く焼く。
④ ジャムをのせて1/4に折り、粉糖をかける。

胡麻クッキー

精血を補い、肝腎を潤す

材料（20枚分）

薄力粉 …………90g	卵（L玉）………………1個
バター …………60g	ベーキングパウダー …小さじ1/2
砂糖 ……………50g	バニラエッセンス ……少々
煎り胡麻（白）…40g	

5枚分の栄養価

熱　　量：309kcal
たんぱく質：4.7g
塩　　分：0.3g
食物繊維：1.7g

薬膳の視点

◆胡麻は平性で肝腎を補い、精血を益し、腸を潤しながら排便を促進することによって白髪・皮膚の乾燥・難聴・便秘を改善します。

◆卵・バターには体を潤す滋陰作用があり、口渇・皮膚の乾燥・食欲不振・便秘などの症状を改善します。清熱作用がある小麦粉と合わせると、熱を取り、イライラを抑え、うつや精神不安などの症状を和らげます。しかし、クッキーは高温で焼くので、加熱中に水分を失うことで滋陰の働きが弱まることがあります。

作り方

① バターを常温に置き、やわらかくする。
② 砂糖は万能こし器を通し、薄力粉とベーキングパウダーはふるう。卵は溶いておく。
③ ボウルにバターと砂糖を入れ、木べらまたは泡立器で白っぽくなるまでかき混ぜる。卵を3回程度に分けて加え、バニラエッセンスを加える。
④ 薄力粉と胡麻を加え軽く混ぜる。
⑤ オーブンシートを敷いた天板に生地をスプーンで置き、直径5cmくらいの円形にする。3cm程度の間隔をあけて広げる。
⑥ 170℃のオーブンで20分焼き、網の上で冷ます。

・薄力粉を入れてからは練りすぎないようにします。

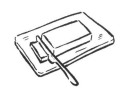

ロックケーキ

体を潤して、精神を安定させる

材料（30個分）

薄力粉 …… 150g	バター …… 50g
ピーナツ …… 60g	ベーキングパウダー … 小さじ1
卵 …………… 1個	バニラオイル ………… 少々
砂糖 ………… 80g	

5個分の栄養価
- 熱　　量：189kcal
- たんぱく質：5.0g
- 塩　　分：0.2g
- 食物繊維：1.6g

薬膳の視点

- ◆卵・バターには体を潤す滋陰作用があり、口渇・皮膚の乾燥・食欲不振・便秘などの症状を改善します。清熱作用がある小麦粉と合わせると、熱を取り、イライラを抑え、うつや精神不安などの症状を和らげます。しかし、クッキーは高温で焼くので、加熱中に水分を失うことで滋陰の働きが弱まることがあります
- ◆ピーナッツは平性で血を補益し、肺を潤し、脾胃の機能を促進します。顔色白・皮膚や毛髪の乾燥・めまい・動悸・疲れ・食欲不振・便秘に用います。
- ◆ピーナッツの代わりに胡桃（温める）・松の実（潤す）・黒胡麻（潤す）・肉桂（温める）を使うとそれぞれの違った効果が得られます。

作り方

① ピーナッツは5mm角に刻む。
② オーブンを180℃に温めておく。
③ 薄力粉にベーキングパウダーを加えてふるう。
④ 砂糖は万能こし器を通す。
⑤ 卵は溶いておく。
⑥ ボウルにバターと砂糖を入れて泡立器で白っぽくなるまでよく混ぜ、卵を3回程度に分けて加える。
⑦ ピーナツとバニラオイルを加え、木べらで混ぜる。小麦粉を加えて、練らないようにさっくり混ぜる。
⑧ 天板にオーブンシートを敷き、生地をフォークで直径2cm程度になるように山型に置く。
⑨ オーブンに入れて20分ほど色よく焼く。
⑩ 金網にのせて十分冷ます。

〈附〉だし汁の取り方

食材が持つ寒温の性質と
補瀉の効能を上手に組み合わせて

だしは料理の出来上がりの善し悪しに大きく影響のあるものです。最近は粉末や顆粒状などさまざまなだしの素が出回って便利になっていますが、手間をかけておいしいだし汁で作った料理を味わってみましょう。

食材	性・味	帰経	効能
昆布	寒・鹹	肝・胃・腎	軟堅消痰・利水消腫
鰹節	平・甘	腎・脾	補腎益精・健脾利尿
煮干し（鰯）	温・甘	脾	補益気血
干し椎茸	平・甘	胃・肝	補気益胃・托痘止血

薬膳の視点

◆昆布は鹹味・寒性で、腫塊（腫れやできもの）・痛みなどを取り除きます。水の排泄をよくし、むくみ・脚気があるときにも用います。しかし、脾胃の冷え・痛みのために下痢気味になっているなど、脾胃の虚寒証があるときには用いません。

◆鰹は平性で、腎精を補います。腎虚の喘息・頻尿・足腰のだるさなどの症状を改善します。

◆鰯は温性で気血を補い、脾の機能を高めることにより湿を取り除きます。食欲不振・体の重だるさ・むくみ・排尿困難を改善する「補う」力に優れています。

◆椎茸は気を補い、胃の調子を整えます。脾胃虚弱の食欲不振・胃痛・げっぷ・嘔吐などの症状を緩和します。

◆昆布の「除く」力と鰹の「補う」力を合わせるとプラスマイナスゼロになり、薬膳としての効果は期待できなくなります。その場合は、汁物の中身によって効能が決まります。

昆布の水だし

汁物や煮物で、鰹の香りが素材の風味を損ねる料理や、炊き込みご飯、精進料理
に使います。

材料（約600ml分）

昆布（15×5cm）……2枚（3%） ┊ 水……700ml

作り方

① 昆布は乾いた布巾でさっと拭いて砂や汚れを除き、切れ目を入れる。表面の白い粉
　は旨味成分なので取らない。

② 水に1時間ほど浸す。（加熱する場合は沸騰直前に昆布を取り出す）

昆布と鰹節のだし（一番だし）

香り高い上品なだし汁です。汁物・煮物・酢の物など、和食に幅広く使います。真昆
布や利尻昆布などのだし昆布を選ぶようにします。

材料（約600ml分）

昆布（10×5cm）…1枚（2%） ┊ 削り鰹…12g（2%） ┊ 水…700ml

作り方

① 昆布は乾いた布巾でさっと拭いて、砂や汚れを除き、切れ目を入れる。

② 鍋に昆布と水を入れ10分ほど置く。

③ 鍋を火にかけ、鍋底に泡が出始めたら昆布を取り出す。沸騰後も入れておくと昆布
　のぬめりや苦味が出る。

④ 煮立ったら削り鰹を一気に加え、一煮立ちで火を止める。長時間煮立てると鰹のくせ
　が強くなるので注意する。

⑤ そのまま削り鰹が沈むまで置く。かき混ぜると汁が濁る。

⑥ ざるに強く絞った布巾を敷き、だし汁を流して濾す。鰹を絞ると濁るので自然に落ちる
　まで待つ。

・鰹節だけのだしの場合は、鰹節を3〜4%にします。

昆布と鰹節のだし（二番だし）

一番だしを取ったあとの削り鰹を利用しただし汁です。材料の下煮や煮物用のだし汁として使います。

材料（約300ml分）

一番だしを取った削り鰹 … 全量 ｜ 水 … 400ml

作り方

① 削り鰹を鍋に入れ、水を加えて強めの中火にかける。

② 煮立ったら、弱火で2〜3分煮出す。火を止めてしばらく置き、布で濾す。

煮干しだし

味噌汁用のだし汁です。煮干しは「へ」の字のように曲がり、背が青く、腹が銀白色に輝いているものを選びます。

材料（約600ml分）

煮干し … 18g（3%）｜ 水 … 700ml

作り方

① 煮干しは苦味のある頭とはらわたを除き、身を尾の近くまで縦半分に裂く。

② 鍋に煮干しと水を入れ、中火にかけひと煮立ちさせる。弱火にして3〜4分煮出す。または煮干しを水に入れ30分ほど置いて火にかけ、沸騰したら1分煮出す方法でもよい。

③ 火を止め、網じゃくしで煮干しをすくい取る。

煮干しの水だし

翌朝の味噌汁や時間のあるときの煮干しだしです。煮干しの旨味を引き出す方法です。

材料（約600ml分）

煮干し … 18g（3%）｜ 水 … 700ml ｜ （酒 … 大さじ1）

作り方

① 煮干しは、頭とはらわたを除き縦に裂く。

② 水に煮干しと酒を入れ、半日ほど置き、煮干しをすくい取る。

用語解説

安胎（あんたい）
　胎児を安定させる。
陰液（いんえき）
　精・血・津液などの体液の総称。
陰虚内熱（いんきょないねつ）
　陰液が不足するために起こる熱症状。ほてり・のぼせ・寝汗・熱感・口渇・五心煩熱など。
益胃寛中（えきいかんちゅう）
　胃を補い、脾胃の働きを整える。
益胃寛腸通便（えきいかんちょうつうべん）
　胃を補い、腸の働きを高めて便通をよくする。
益気（えっき）
　気を補う。特に肺と脾の気を補う。
益気強心（えっききょうしん）
　気を補って、心の働きを強くする。
益気健脾（えっきけんぴ）
　気を補い、脾の働きを高める。
益気健脾化湿（えっきけんぴかしつ）
　気を補って脾の働きを高め、余分な水分を取り除く。
益気生津（えっきしょうしん）
　気を補い、津液を生じさせる。
益気利湿（えっきりしつ）
　気を補って、体内の余分な水分を排出する。
益気和中（えっきわちゅう）
　気を補って、脾胃の働きを整える。
瘀血（おけつ）
　血の塊。
温胃止嘔（おんいしおう）
　胃を温め、吐き気や嘔吐を止める。
温胃和中（おんいわちゅう）
　胃を温めて、脾胃の働きを整える。
温中行気（おんちゅうこうき）
　脾胃を温めて、気の巡りをよくする。
温中散寒（おんちゅうさんかん）
　脾胃を温めて、冷えを散らす。
温通経脈（おんつうけいみゃく）
　陽気を温めて、経絡・血脈の流れをよくする。
温肺化痰（おんぱいかたん）
　肺を温めて、痰を取り除く。
温肺止咳（おんぱいしがい）
　肺を温めて、咳を止める。
温陽（おんよう）
　陽気を温めて補い、臓腑の働きを高める。
温陽解毒（おんようげどく）
　陽気を温めて補い、毒を取り除く。

開胃寛腸（かいいかんちょう）
　食欲を増し、腸の働きをよくする。
開胃消食（かいいしょうしょく）
　食欲を増し、消化を促す。
開胃理気（かいいりき）
　食欲を増し、気の巡りをよくする。
下気（かき）
　気を下降させる。降気ともいう。脾胃の痞え・もたれ・吐き気・嘔吐・腹脹などを改善する。
下気寛中（かきかんちゅう）
　気を下降させ、脾胃の気滞を改善する。
下気散血（かきさんけつ）
　気を下降させて、瘀血を取り除く。
下気消積（かきしょうせき）
　気を下降させ、胃に停滞する食物を消化する。
下気消痰（かきしょうたん）
　気を下降させて、痰を取り除く。
化湿（かしつ）
　余分な水分を取り除く。

化痰軟堅（かたんなんけん）
痰を取り除き、できものやしこりを軟らかくほぐす。

活血（かっけつ）
血の流れをよくする。

活血散瘀（かっけつさんお）
血の流れをよくし、瘀血を改善する。活血化瘀ともいう。

活血止血（かっけつしけつ）
血の流れをよくし、瘀血による出血を止める。

活血暖腎（かっけつだんじん）
血の流れをよくして、腎を温める。

滑腸通便（かっちょうつうべん）
腸を潤し、便通をよくする。

緩急（かんきゅう）
突然の痙攣や痛みを取り除く。

祛寒止痛（きょかんしつう）
寒邪を取り除いて、痛みを止める。

祛湿（きょしつ）
体内に停留する湿を取り除く。

祛湿利尿（きょしつりにょう）
湿を取り除き、排尿を促す。

祛暑（きょしょ）
暑邪を取り除く。

祛痰（きょたん）
痰を取り除くこと。化痰ともいう。

祛風止咳（きょふうしがい）
風邪の症状（悪寒・発熱・鼻詰まりなど）を取り除き、咳を止める。

祛風湿（きょうしつ）
風寒湿邪気（筋肉や関節の痛み・冷え）を取り除く。

解酒（げしゅ）
酒の飲みすぎによる不調を改善する。

解毒散結（げどくさんけつ）
体に害を与える物質を除去し、塊を軟らかくほぐして解消する。

解毒透疹（げどくとうしん）
発疹を促して、解毒する。

解百薬及熱湯火毒（げひゃくやくきゅうねっとうかどく）
多くの薬の中毒や火傷を解消する。

健胃消食（けんいしょうしょく）
胃の働きを高め、消化を促進する。

健胃止痢（けんいしり）
胃の働きを高め、下痢を止める。

健脾益腎（けんぴえきじん）
脾の働きを高め、腎を補う。

健脾益肺（けんぴえきはい）
脾の働きを高め、肺を補う。

健脾温胃和中（けんぴおんいわちゅう）
脾の働きを高め、胃を温めて、脾胃の調子を整える。

健脾開胃（けんぴかいい）
脾の働きを高め、食欲を増す。

健脾化滞（けんぴかたい）
脾の働きを高め、停滞している食物の消化を促す。

健脾消食（けんぴしょうしょく）
脾の働きを高め、消化を促進する。

健脾補虚（けんぴほきょ）
脾の働きを高め、虚弱を補う。

健脾利尿（けんぴりにょう）
脾の働きを高め、排尿を促す。

健脾和胃（けんぴわい）
脾の働きを高め、胃の調子を整える。

行気活血（こうきかっけつ）
気の巡りをよくして、血の流れをよくする。

行気寛中（こうきかんちゅう）
気の巡りをよくして、脾胃の働きを整える。

行気導滞（こうきどうたい）
気の巡りをよくして、食の停滞による症状を改善する。

五心煩熱（ごしんはんねつ）
焦燥・不安と、両掌・両足裏に起きる熱感のこと。五心は、心と両掌・両足裏を指す。

固精壮陽（こせいそうよう）
陽気を強くして、精液の漏れを防ぐ。

散瘀止血（さんおしけつ）
瘀血を取り除き、出血を止める。
散寒止痛（さんかんしつう）
寒邪を取り除き、痛みを止める。
散寒通陽（さんかんつうよう）
寒邪を散らして、陽気を通す。
散結（さんけつ）
できものやしこりを取り除く。
滋陰（じいん）
陰液を補い、臓腑を滋養する。
滋陰潤燥（じいんじゅんそう）
陰液を滋養し、乾燥を潤す。
滋陰補腎（じいんほじん）
陰液を滋養し、腎を補う。
滋陰養血（じいんようけつ）
陰液を滋養し、血を養う。滋陰補血ともいう。
止咳化痰（しがいかたん）
咳を止め、痰を取り除く。
止咳祛痰（しがいきょたん）
咳を止めて、痰を取り除く。
止渇（しかつ）
のどの渇きを止める。
止瀉（ししゃ）
下痢を止める。
止瀉通便（ししゃつうべん）
下痢を止め、便通を整える。
湿（しつ）
余分な水分。湿邪ともいう。
止煩満（しはんまん）
心煩と、胸部や腹部の痞えを止める。
滋補肝腎（じほかんじん）
肝と腎を滋養し、それらの働きを補う。
瀉下（しゃげ）
排便・排尿を促進する。
渋腸止瀉（じゅうちょうししゃ）
腸を収縮させて、下痢を止める。
順気消食（じゅんきしょうしょく）

脾胃の気を降ろし、消化を促す。
潤燥（じゅんそう）
乾燥を潤す。
潤燥滑腸（じゅんそうかっちょう）
腸の乾燥を潤し、便通をよくする。
潤燥止渇（じゅんそうしかつ）
乾燥を潤し、のどの渇きを止める。
潤燥熄風（じゅんそうそくふう）
乾燥を潤し、内風の症状（体内から生じるめまい・ふらつきなど）を抑える。
潤燥明目（じゅんそうめいもく）
目の乾燥を潤す。
潤肺（じゅんぱい）
肺の乾燥を潤す。
潤肺益胃（じゅんぱいえきい）
肺の乾燥を潤し、胃を補う。
潤肺止渇（じゅんぱいしかつ）
肺の乾燥を潤し、渇きを止める。
潤肺生津（じゅんぱいしょうしん）
肺の乾燥を潤し、津液を生じさせる。
潤腸通便（じゅんちょうつうべん）
腸を潤し、便通をよくする。
潤肺化痰（じゅんぱいかたん）
肺を潤し、痰を取り除く。
潤肺止咳（じゅんぱいしがい）
肺を潤し、咳を止める。
消腫散結（しょうしゅさんけつ）
腫れもの・できもの・しこりを取り除く。消腫軟堅ともいう。
消腫利尿（しょうしゅりにょう）
腫れを解消し、排尿を促す。
消食（しょうしょく）
脾胃の働きを高めて、消化を促進する。
消食下気（しょうしょくかき）
消化を促進し、胃に停滞した気を下降させる。
消食化積（しょうしょくかせき）
消化を促進し、胃に停滞する食物を取り除く。
消暑和中（しょうしょわちゅう）
暑さを取り除き、脾胃の働きを整える。

生津益肺（しょうしんえきはい）
津液を生じさせて、肺を補う。

生津益血（しょうしんえっけつ）
津液を生じさせて、血を補う。

生津止渇（しょうしんしかつ）
津液を生じさせて、のどの渇きを止める。

生津止瀉（しょうしんししゃ）
津液を生じさせて、下痢を止める。

生津潤燥（しょうしんじゅんそう）
津液を生じさせて、乾燥を潤す。

生津潤腸（しょうしんじゅんちょう）
津液を生じさせて、腸を潤し、乾燥による便秘を解消する。

生津養血（しょうしんようけつ）
津液を生じさせて、血を養う。

消積（しょうせき）
消化不良を解消する。

昇陽醒神（しょうようせいしん）
陽気を上昇させて、精神不振を改善する。

除煩（じょはん）
不安やイライラを取り除く。

除煩止渇（じょはんしかつ）
不安やイライラを解消し、のどの渇きを止める。

助陽（じょよう）
陽気を補って温める。補陽ともいう。

津液（しんえき）
正常な水分。

辛温散寒（しんおんさんかん）
辛味で温性の食材や中薬で寒邪を取り除く。

腎虚（じんきょ）
腎は、成長や生殖をつかさどる臓腑で、加齢などによりその機能が低下した状態を腎虚という。

清咽開音（せいいんかいおん）
のどの熱を取り、声を出しやすくする。

清解熱毒（せいかいねつどく）
熱毒を取り除く。

清化熱痰（せいかねったん）

黄痰や血痰などの熱痰を取り除く。

清肝明目（せいかんめいもく）
肝の熱を取り除き、目の不調を改善する。

生肌托瘡（せいきたくそう）
皮膚の再生を促し、傷口や潰瘍を治療する。

清暑解渇（せいしょげかつ）
暑邪を取り除き、のどの渇きを解消する。

清心通腑（せいしんつうふ）
心の熱を取り除き、大便を排泄する。

清熱（せいねつ）
体内の熱を取り除く。

清熱化痰（せいねつかたん）
熱を取り除き、痰を取り除く。

清熱祛風（せいねつきょふう）
熱を取り除き、風邪（かぜ・めまい・ふらつきなど）の症状を解消する。

清熱解毒（せいねつげどく）
熱を取り除き、毒を排出する。

清熱止渇（せいねつしかつ）
熱を取り除き、のどの渇きを止める。

清熱止血（せいねつしけつ）
熱を取り除き、出血を止める。

清熱生津（せいねつしょうしん）
熱を取り除き、津液を生じさせる。

清熱潤腸（せいねつじゅんちょう）
熱を取り除き、腸を潤し、乾燥による便秘を解消する。

清熱除煩（せいねつじょはん）
熱を取り除き、不安やイライラを改善する。

清熱利湿（せいねつりしつ）
熱を取り除き、湿を排出する。清熱利水ともいう。

清熱利尿（せいねつりにょう）
熱を取り除き、排尿を促す。

清肺化痰（せいはいかたん）
肺の熱を取って、痰を取り除く。

清肺利咽（せいはいりいん）

187

肺の熱を取って、のどの痛みを取り除く。
宣肺止咳（せんぱいしがい）
肺の働きをよくして、咳を止める。
宣痺止痛（せんぴしつう）
しびれを和らげ、痛みを止める。
燥湿除痺（そうしつじょひ）
湿を乾燥させ、筋肉・関節の痛みやしびれを改善する。
疏肝和胃（そかんわい）
肝気を発散・疏通させ、胃の働きを整える。
疏風清熱（そふうせいねつ）
体表にある邪気を発散させて、熱を取り除く。

退黄通乳（たいおうつうにゅう）
黄疸を改善し、母乳の分泌をよくする。
托痘止血（たくとうしけつ）
発疹を促し、出血を止める。
托毒（たくどく）
毒を排出する。
調中（ちょうちゅう）
脾胃の働きを整える。
通乳（つにゅう）
母乳の分泌をよくする。
通便（つうべん）
便通をよくする。
通陽散結（つうようさんけつ）
陽気の巡りをよくして、できものやしこりを取り除く。
通絡止痛（つうらくしつう）
経絡の通りをよくして、痛みを止める。
通利腸胃（つうりちょうい）
胃腸の気を下降させ、排便を促す。
透疹（とうしん）
発疹を促す。

軟堅（なんけん）
できものやしこりを軟らかくほぐす。
軟堅消痰（なんけんしょうたん）
できものやしこりを軟らかくほぐし、痰を取り除く。

破癥瘕血結（はちょうかけっけつ）
腹部の膨満感・しこり・血の塊を取り除く。
発汗解表（はっかんげひょう）
発汗によって、体表にある邪気を取り除く。
発表散寒（はっぴょうさんかん）
発汗によって、体表にある寒邪や悪寒を取り除く。
補益気血（ほえききけつ）
気や血の不足を補う。補気養血ともいう。
補益脾胃（ほえきひい）
脾胃の虚弱を補う。
補火助陽（ほかじょよう）
腎陽（腎の陽気）を強く温めて補う。
補気（ほき）
気を補って、臓腑の働きを高める。
補気益胃（ほきえきい）
気を補って、胃の働きを高める。
補気健脾（ほきけんぴ）
気を補って、脾の働きを高める。
補気健脾化湿（ほきけんぴかしつ）
気を補って、脾の働きを高め、湿を解消する。
補気養血（ほきようけつ）
気を補って、血を養う。補益気血ともいう。
補気養血安胎（ほきようけつあんたい）
気と血を補って、胎児を安定させる。
補血（ほけつ）
血を補う。養血ともいう。

補血止血（ほけつしけつ）
　血を補って、出血を止める。
補血柔肝明目（ほけつじゅうかんめいもく）
　肝血を補って、目の不調を改善する。
補血通乳（ほけつつうにゅう）
　血を補って、母乳の出をよくする。
補腎（ほじん）
　腎を補う。
補腎益精（ほじんえきせい）
　腎を補って、腎精（栄養物質）の不足を補充する。
補腎強筋（ほじんきょうきん）
　腎を補って、筋や筋肉を強化する。
補腎健脳強筋（ほじんけんのうきょうきん）
　腎を補って、脳の働きを活性化させ、筋や筋肉を強化する。
補腎渋精（ほじんじゅうせい）
　腎を補って、精液が漏れるのを止める。
補腎壮陽（ほじんそうよう）
　腎気を補い、性機能を強くする。
補精添髄（ほせいてんずい）
　腎精（栄養物質）と髄液を補う。
補中益気（ほちゅうえっき）
　脾胃の気を補う。
補肺益胃（ほはいえきい）
　肺を補って、胃の働きを高める。
補肺健脾（ほはいけんぴ）
　肺を補って、脾の働きを高める。
補脾胃（ほひい）
　脾胃の気を補う。
補脾止瀉（ほひししゃ）
　脾気を補って、下痢を止める。
補脾潤肺（ほひじゅんぱい）
　脾気を補って、肺を潤す。
補脾養胃（ほひようい）
　脾気を補って、胃を養う。
補脾和胃（ほひわい）
　脾気を補って、胃の調子を整える。

養陰（よういん）
　陰液を補う。滋陰・補陰ともいう。
養陰潤燥（よういんじゅんそう）
　陰液を養って、乾燥を潤す。
養陰熄風（よういんそくふう）
　陰液を養って、陰液不足による風動の症状（めまい・痺れ・痙攣など）を取り除く。
養陰補肺（よういんほはい）
　陰液を養って、肺を補う。
養血（ようけつ）
　血を養う。補血ともいう。
養血安神（ようけつあんしん）
　血を養って、精神を安定させる。
養血益精（ようけつえきせい）
　血を養って、精（栄養物質）を補う。
養血止血（ようけつしけつ）
　血を養って、出血を止める。
養血生肌（ようけつせいき）
　血の不足を補って、皮膚の潰瘍や傷の回復を促す。
養心安神（ようしんあんしん）
　心を養って、精神を安定させる。

理気（りき）
　気の巡りをよくする。
理気健脾（りきけんぴ）
　気の巡りをよくして、脾の働きを高める。
理気散結（りきさんけつ）
　気の巡りをよくして、できものやしこりを解消する。
利湿退黄（りしつたいおう）
　尿とともに湿を排出し、黄疸を改善する。
利水消腫（りすいしょうしゅ）
　体内の余分な水分を排出し、腫れやむくみを解消する。
利腸通便（りちょうつうべん）

189

腸の働きをよくして、便通を改善する。

利尿止瀉（りにょうししゃ）
排尿を促し、下痢を止める。

利尿消腫（りにょうしょうしゅ）
排尿を促し、腫れやむくみを解消する。

利尿通淋（りにょうつうりん）
排尿を促し、排尿痛や血尿を解消する。

利肺潤喉（りはいじゅんこう）
肺の働きをよくして、のどの乾燥を潤す。

利肺鎮咳（りはいちんがい）
肺の働きをよくして、咳をしずめる。

涼血（りょうけつ）
血にある熱を取り除く。

涼血散瘀（りょうけつさんお）
血にある熱を取り除き、瘀血を解消する。

涼血止血（りょうけつしけつ）
血にある熱を取り除き、止血する。

斂陰潤燥（れんいんじゅんそう）
陰液の漏れを収斂させ、乾燥を潤す。

斂肺止咳（れんぱいしがい）
肺気を収斂させ、咳を止める。

和胃消食（わいしょうしょく）
胃の調子を整えて、消化を促進する。

和胃醒脾（わいせいひ）
胃を整えて、脾の働きを活発にする。

和胃調中（わいちょうちゅう）
胃の働きを整える。

和中下気（わちゅうかき）
脾胃を整えて、気を降ろす。

著者略歴

鷲見 美智子 (すみ・みちこ)

管理栄養士・調理師・国際薬膳師・消費生活アドバイザー。
1957年 東京文化短期大学家政科卒業。1975年 日本女子
大学通信教育課程家政学部食物学科卒業。1997年 北京中
医学院日本分校食養養生学科卒業。東京文化短期大学調理
学教授・本草薬膳学院顧問・日本国際薬膳師会副会長・本
草薬膳研究会会長・中国薬膳研究会（北京）常務理事およ
び国際薬膳師資格認定審査員・世界中華美食薬膳研究会副
会長を歴任。

〈主な著書〉
『クイックおもてなし』（主婦の友社）、『おいしい手づくり食品』
『ファーストクッキング・はじめてお料理する子へ』（以上、家
の光協会）、『家政・生活系教育用語辞典』（共著、ブレーン
出版）、『生活環境科学入門』（共著、有斐閣）、『レクチャー
調理学実習』（共著、建帛社）など多数。

辰巳 洋 (たつみ・なみ)

医学博士・中医師・本草薬膳学院学院長。
1975年 北京中医学院（現・北京中医薬大学）卒業。総合病
院主治医師・中国中医研究院（現・中国中医科学院）附属
病院医師・医学雑誌編集者。1989年 来日。順天堂大学にて
医学博士取得。病院の漢方相談・専門学校中医学講師・東
洋学術出版社編集協力などを経る。2001年 本草薬膳学院創
立。2004年 日本国際薬膳師会創立（会長）。中国河南中医
薬大学兼職教授・順天堂大学非常勤講師・中国薬膳研究会
（北京）常務理事および国際薬膳師資格認定審査員・世界
中医薬学会連合会（北京）主席団執行委員などを歴任。

〈主な著書〉
『実用中医薬膳学』『実用体質薬膳学』『医在厨房』（以上、
東洋学術出版社）、『実用中医学』『中医学教科書シリーズ（6
巻）』『防がん・抗がんの薬膳』『薬膳素材辞典』『一語でわ
かる中医用語辞典』（以上、源草社）、『薬膳の基本』『こども
薬膳』『薬膳茶のすべて』『女性のための薬膳レシピ』（以上、
緑書房）など多数。

日々の薬膳
いつもの献立を中医学でチェック

2024年12月20日　第一刷発行

著　者　辰巳 洋　鷲見 美智子
発行人　吉田幹治
発行所　有限会社 源草社
　　　　東京都千代田区神田神保町1- 64
　　　　神保町ビル301　〒101- 0051
　　　　TEL：03-5282-3540
　　　　FAX：03-5282-3541
　　　　URL：http://gensosha.net
　　　　e-mail：info@gensosha.net

装丁・制作：岩田菜穂子
印刷：株式会社上野印刷所
乱丁・落丁本はお取り替えいたします。

©Nami Tatsumi，Michiko Sumi
2024 Printed in Japan
ISBN978-4-907892-49-4　C2047

JCOPY　＜(社)出版者著作権管理機構　委託出版物＞
本書の無断複写は著作権法上での例外を除き禁じられ
ています。複写される場合は、そのつど事前に、(社)出版
者著作権管理機構（電話 03-5244-5088、FAX 03-
5244-5089、e-mail:info@jcopy.or.jp)の許諾を得
てください。